プロブレムQ&A

どう考える？ 生殖医療

［体外受精から代理出産・受精卵診断まで］

■

小笠原信之・著

緑風出版

プロブレム
Q&A

目次

プロブレムQ&A

Q1 生殖補助医療って何ですか？

最近よく「生殖補助医療」とか「生殖技術」という言葉を新聞などで見かけます。以前から使われている「不妊治療」とはどう違うのですか。

——10

Q2 生殖補助医療は、日本でも広く行なわれているのですか？

他人の精子による人工授精で生まれた子供が、日本で一万人以上もいるそうですね。他の技術も広く実施されているのですか？　実態を教えてください。

——19

Q3 生殖補助医療はどこまで許されているのですか？

他人の精子や卵子を借りて子供がつくれる生殖補助医療は、親子関係を複雑にしたり生命を操作するなどで問題がありそうですね。規制はないのですか？

——27

Q4 一般の人たちは生殖補助医療をどう見ているのですか？

専門的でとても難しい問題がいろいろありそうですが、利用するのは私たち自身ですよね。一般の人たちはどう考えているのでしょうか。

——35

Q5 AIDで生まれた人工授精児たちの父親探しが始まっているのは本当ですか？

AIDで生まれた子どもたちには、遺伝上と法律上の二人の父親がいますね。精子を提供した父親と会うことはできるのですか？

——41

Q6 体外受精で余分にできた受精卵はどうするのですか？

排卵誘発剤でたくさんの卵子をつくり受精させると、妊娠に用いられないで余るものが出てきますよね。それはどうしているのですか？

——48

Q7 代理出産が日本でも話題になっていますね。何が問題なのですか？

タレントの向井亜紀さんの一件以来、マスコミでは代理出産が話題になりました。でも、難しい問題がありそうです。考えるべきポイントは何ですか？

——54

Q8 ベビーM事件って、何ですか？

米国では代理出産で生まれた子をめぐり、「ベビーM事件」が起きたそうですね。代理母が出産後に心変わりをして引渡しを拒否したって本当ですか？

——62

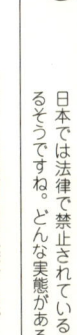

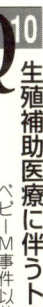

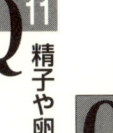

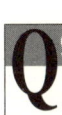

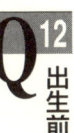

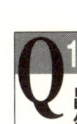

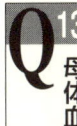

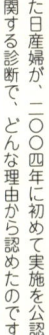

プロブレムQ&A

Q17 受精卵（胚）は人なのでしょうか、モノなのでしょうか？ 130
体外受精でできた受精卵（胚）は移植されて人になるものもあれば、廃棄されたり研究用に回されるものもありますね。人とモノのどちらなのでしょう？

Q18 日本は今でも「堕胎天国」と呼ばれているそうですね。どうしてですか？ 137
統計上の人工妊娠中絶は減っているようですが、ヤミ中絶は今でも多いそうですね。その背景には何があるのですか？　国の政策とも関係があったそうですが？

Q19 中絶をめぐって、女性と障害者の運動の間で論争があったと聞きましたが？ 145
中絶が認められてきた日本で、障害胎児の中絶を認める「胎児条項」が問題になったのはなぜなのですか。女性の自由ではないのですか？

Q20 女性の自己決定権って何ですか？ 154
今や、フェミニズム運動だけでなく、代理出産や受精卵診断の推進派まで女性の自己決定権を唱えていますね。なぜ女性の自由が主張されるのですか？

Q21 障害をめぐるダブルスタンダード論の中身を教えてください。 162
二重基準というのはいろいろな分野でありますが、出生前診断をめぐってもダブルスタンダード論が提唱されたそうですね。中身を教えてください。

Q22 「パーフェクトベビー」って何ですか？ 168
「パーフェクトベビー」とか「デザインベビー」という言葉があるそうですね。望みどおりの子をつくることですか。そんなことができるのですか？

Q23 クローンや再生医療も体外受精と関係があるって、本当ですか？ 176
クローンづくりや身体の組織をつくる再生医療にも、体外受精の技術が利用されているそうですね。どこでどう関係しているのですか？

Q24 ヒト胚の取り扱いについて、日本は規制が甘いそうですね。本当ですか？ 185
体外受精の登場で、ヒト胚は産婦人科以外の領域でも扱われるようになりました。でも、日本は規制が甘いそうですね。それでいいのですか？

Q25 生殖補助医療や受精卵診断を医師に勧められたら、どうしたらいいですか？

子どもがほしい、それも健康な赤ちゃんがほしいという願いは切実です。産婦人科で検査や治療を勧められたらどうしたらいいでしょう。

本文イラスト＝堀内　朝彦

プロブレムQ&A

どう考える？生殖医療

Q1 生殖補助医療って何ですか?

最近よく「生殖補助医療」とか「生殖技術」という言葉を新聞などで見かけます。以前から使われている「不妊治療」とはどう違うのですか。

「生殖補助医療《せいしょくほじょいりょう》」という言葉は、英語のAssisted Reproductive Technology（ART）の日本語訳です。ことばのとおり生殖を補助する医療のことで、もともとは畜産《ちくさん》で牛や馬などに用いた技術から発展してきました。具体的には人工授精《じんこうじゅせい》、体外受精《たいがいじゅせい》、顕微授精《けんびじゅせい》、代理出産《だいりしゅっさん》を指します。これらは「（高度）生殖医療」とも呼ばれます。従来《じゅうらい》の不妊治療《ふにんちりょう》は、まずは男性、女性それぞれの不妊原因そのものを治療して自然に妊娠できるようになることをめざしました。生殖補助医療は、こうした治療で妊娠が望めない人たちに、人為的《じんいてき》な操作を加えて受精《じゅせい》から妊娠、出産までを実現させる医療です。

そのため、生殖補助医療では性交渉《せいこうしょう》を必要としません。性と生殖《せいしょく》を切り離した子づくりなのです。カップル同士の配偶子《はいぐうし》（精子《せいし》、卵子《らんし》）を用いる場合もあれば、

配偶子

有性生殖において、合体や接合に関与する生殖細胞。精子や卵がその例。一般に同形の二つの配偶子、あるいは大小・雌雄など二種の配偶子の合体によって新個体が生ずるが、一つの配偶子が単為生殖により単独で新個体を生ずる場合もある。（『大辞林』三省堂）

ヒト胚性幹（ES）細胞

ES細胞とは、Embryonic Stem Cellの略語。ヒトES細胞は人の胚

ES細胞とは何か?

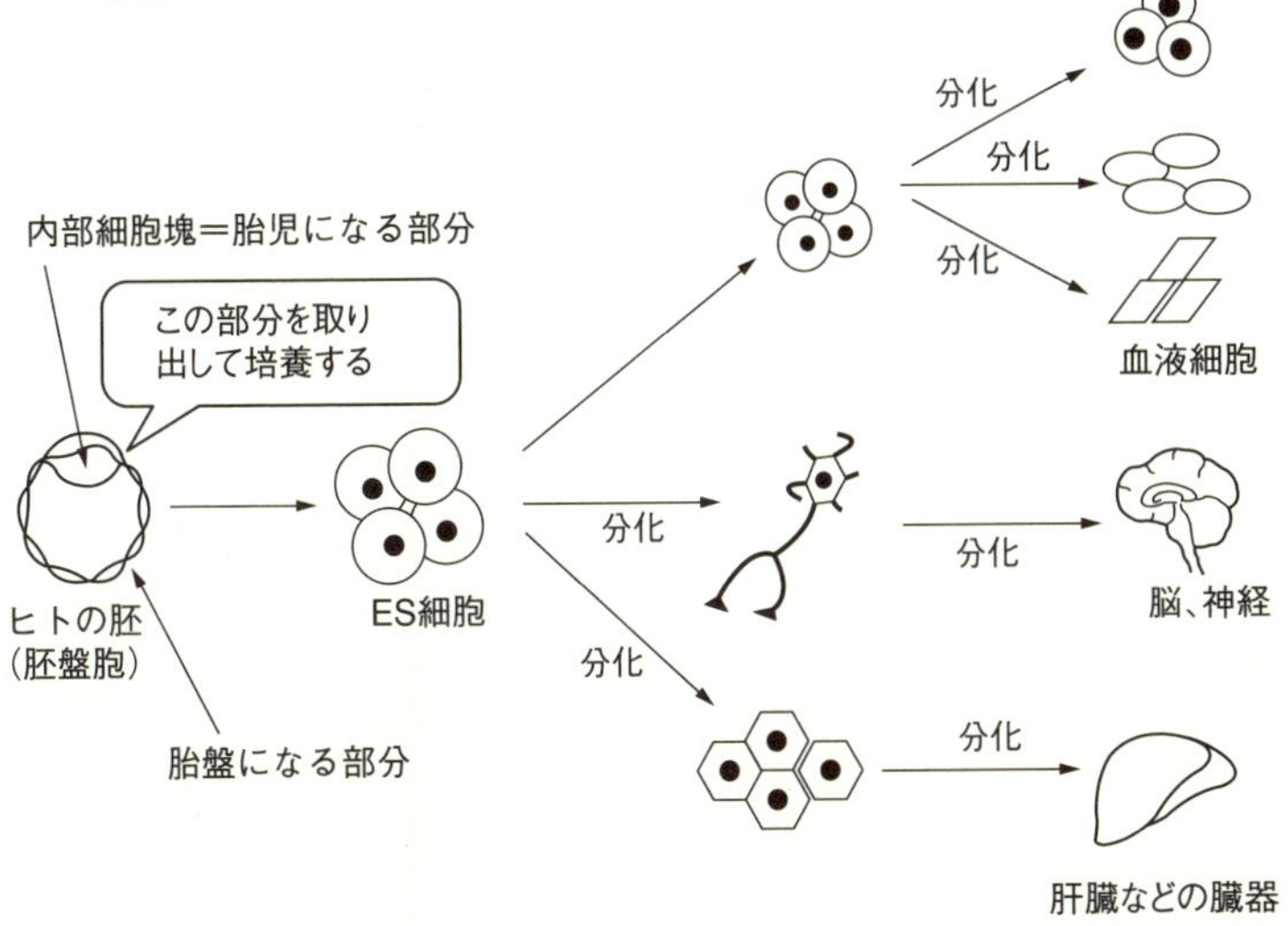

出典:科学技術庁資料、御輿久美子他『人クローン技術は許されるか』(緑風出版)

（受精卵）からつくられる。「万能細胞」とも呼ばれ、受精後五〜七日の「胚盤胞」のときに細胞の一部を培養してつくる。培養条件を変えると、人のあらゆる細胞・組織へ分化する可能性があり、再生医療で移植に用いる細胞・組織をつくることが期待されている。一九九八年に米国のウィスコンシン大学のジェームズ・トムソン博士により初めてつくられ、日本では二〇〇三年五月、京都大学の研究グループが余剰胚からＥＳ細胞を樹立した。

また、〇五年二月一八日に国連総会は、すべてのヒトクローンづくりの禁止を加盟国に求める宣言を、賛成多数で採択した。この禁止対象には、治療を目的とした再生医療の研究用にヒト胚性幹細胞からクローン胚をつくることも含まれており、採決にあたって日本は英国、フランス、片方の配偶子は第三者《だいさんしゃ》のものを用いる場合、両方とも第三者のものを用いる場合、子宮《しきゅう》も第三者のものを用いる場合などがあります。

　他方、「生殖技術《せいしょくぎじゅつ》」ということばは、「生殖補助医療」「不妊治療」よりも広い意味をもっています。後者が不妊を克服《こくふく》して子供を得ようとする医療に限られるのに対し、前者はそれ以外の目的の技術や医療も含みます。つまり、避妊《ひにん》や人工妊娠中《じんこうにんしんちゅう》絶《ぜつ》などの出生《しゅっしょう》を回避《かいひ》する技術や、受精卵診断《じゅせいらんしんだん》や男女産《う》み分《わ》けなどの生命の質を選別《せんべつ》する技術まで入ってくるのです。さらに、体外受精技術《たいがいじゅせいぎじゅつ》をもとに胚《はい》の研究が進み、ヒト胚性幹《はいせいかん》（ＥＳ）細胞を用いて皮膚や臓器《ぞうき》をつくる再生医療《さいせいいりょう》、クローン技術なども登場しました。クローン人間もけっしてＳＦの世界の話と笑えないところまできており、こうした生殖技術の進展に適切な歯止めをかけないと、人の尊厳《そんげん》が冒《おか》される危険も現実問題として浮上してきています。

　では、個々の生殖補助医療について、具体的な内容のあらましを紹介しましょう。

人工授精

　不妊の原因は八割ほどが明らかになっており、男女別では半々ほどの比率といわれます。残りの二割は、原因不明か男女双方《そうほう》に原因があるケースです。生殖補助

中国などとともに反対した。宣言に法的拘束力はないので、反対国から無視される恐れもある。

再生医療
　人体の移植用の細胞や臓器をつくる医療。根本治療が難しい難病の多くは、体内で特定の細胞が失われて再生が難しくなっていることが原因となっているので、失われた細胞と同種の細胞を移植してその根本的治療を図る。移植用細胞をつくるには、ヒトＥＳ細胞を増殖させ、必要な細胞に分化させる。

排卵誘発剤
　内服薬と注射薬がある。薬によって脳に戻る卵巣ホルモンの流れを遮断し、卵巣ホルモンの不足状態と認識させる。その結果、下垂体ホルモンが増え、卵子の発育が促進される。

医療は、不妊の原因が男性側にあるか、女性側にあるか、双方にあるかで適用される技術が異なります。

人工授精は、男性側に不妊原因がある場合の技術です。体外に取り出した精子を、女性の排卵に合わせて注入器《ちゅうにゅうき》を用いて子宮の奥深くに入れます。精子には、濃度を高め、運動を活発《かっぱつ》にさせる処理が行なわれます。女性に排卵誘発剤《はいらんゆうはつざい》や卵胞《らんほう》の発育を促《うなが》すＨＭＧ（下垂体性性腺刺激ホルモン）を用いる方法と、自然周期《しぜんしゅうき》のまま行なう方法があります。妊娠の判定は人工授精を実施してから一四日後に尿《にょう》の妊娠反応により行ないます。妊娠を確認してからあとの流れは、自然妊娠と同じです。

用いる精子の違いにより、人工授精は二種類に分かれます。夫の精子を用いるのが配偶者間人工授精《はいぐうしゃかんじんこうじゅせい》（ＡＩＨ　Artificial Insemination with Husband's Semen）、夫以外の第三者の精子を用いるのが非配偶者間人工授精《ひはいぐうしゃかんじんこうじゅせい》（ＡＩＤ　Artificial Insemination with Donor's Semen）です。

ＡＩＨで生まれる子は遺伝的《いでんてき》に夫婦間の子供なので問題はありませんが、ＡＩＤで生まれてくる子は遺伝的に夫の子供ではありません。それでも、民法七七二条に「妻が婚姻中《こんいんちゅう》に懐胎《かいたい》した子は、夫の子と推定する」との規定があるので、戸籍《こせき》には夫婦の子として記載《きさい》されます。母親とは血のつながりがあります。医師と夫婦が

これにより卵巣ホルモンは増えるが、流れは遮断されたままなので、下垂体ホルモンは依然増え続け、卵子の発育はさらに促される。そして排卵に至る。副作用として「卵巣過剰刺激症候群」と呼ばれるものがある。卵巣腫大や、腹水や胸水がたまり呼吸困難を起こすこともある。重くなると血液循環に影響し、血栓症などを起こすこともある。

胚
「ヒトに関するクローン技術等の規制に関する法律」では、「一の細胞（生殖細胞を除く）または細胞群にあって、そのまま人または動物の胎内において発生の過程を経ることにより一の個体に成長する可能性のあるもののうち、胎盤の形成を開始する前のものをいう」と定義されている。

秘密を守れば、誰にも知られることなく、実子《じっし》をもてるのです。「養子《ようし》より自分の子を」という夫婦がこの方法を用いることが多いそうです。ただし、最近は海外でも日本でも、人工授精で生まれた子供が自分のアイデンティティを求めて「親探し」をし始めました。精子提供者《せいしていきょうしゃ》に関する情報の保存と公開、子供が出自《しゅつじ》を知る権利が社会問題として急浮上《きゅうふじょう》してきています（→Q5参照）。

体外受精

体外受精は、卵管通過障害《らんかんつうかしょうがい》など体内で受精できない女性側の不妊に対する治療法として始まりました。体外に取り出した卵子と精子をシャーレの培養液《ばいようえき》の中で受精させ、四〜八個に分割した胚（受精卵）を子宮に移植《いしょく》する方法です。受精を女性の体外で行なわせるという点で人工授精とは質的に大きく異なり、この技術がやがて受精卵診断、再生医療などを生み出しました。

採卵《さいらん》に当たって、女性には排卵誘発剤《はいらんゆうはつざい》を用い、複数の成熟卵胞《せいじゅくらんほう》を育ててから採卵します。着床率《ちゃくしょうりつ》を高めるため複数の受精卵を子宮に入れるので、多胎《たたい》妊娠の発生率が高く、認められていない減数《げんすう》（減胎《げんたい》）手術が実施されたり、子宮に戻されずに凍結保存《とうけつほぞん》される「余剰胚《よじょうはい》」の問題も起きています（→Q6参照）。

人工授精

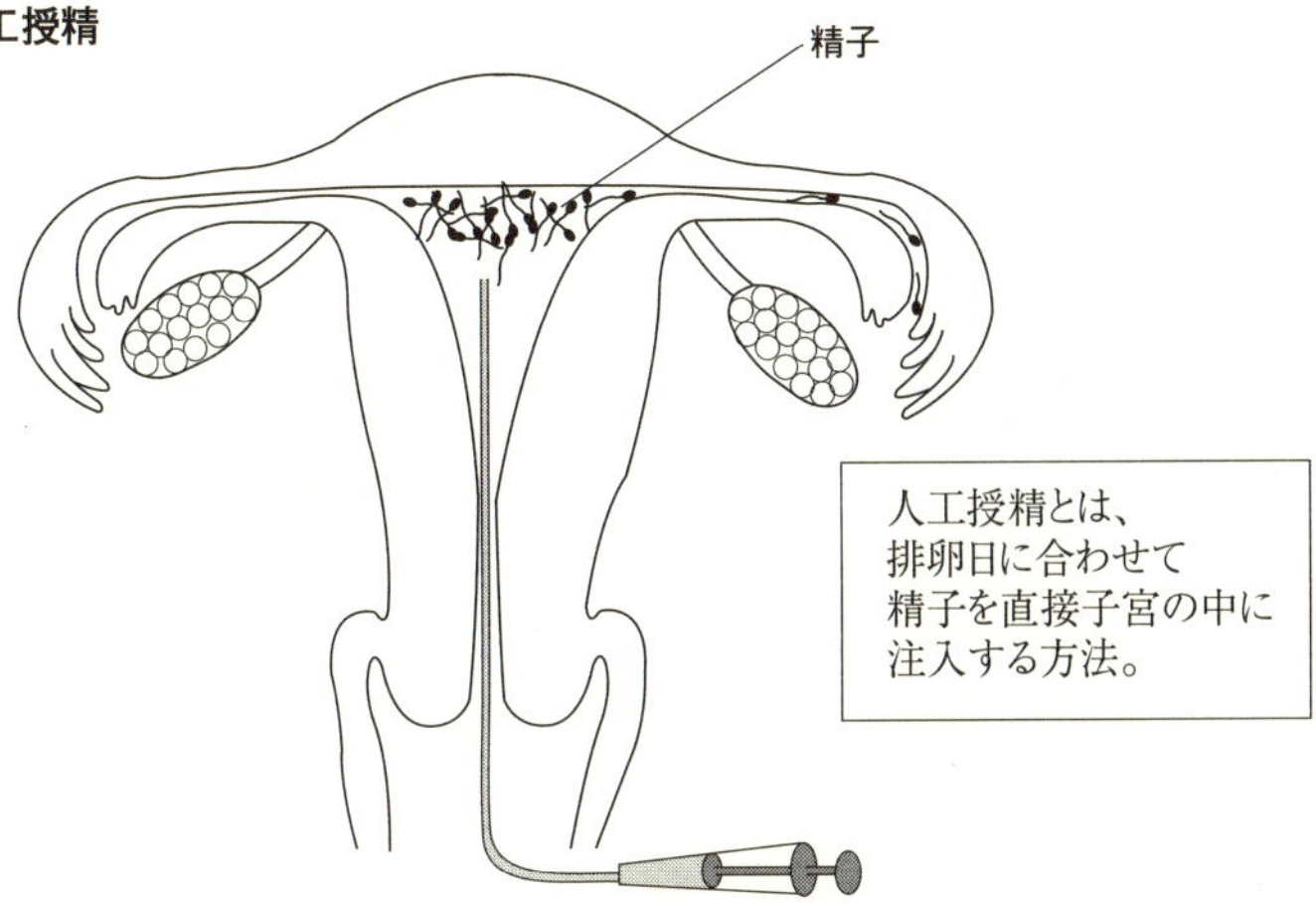
精子
人工授精とは、
排卵日に合わせて
精子を直接子宮の中に
注入する方法。

体外受精・胚移植法

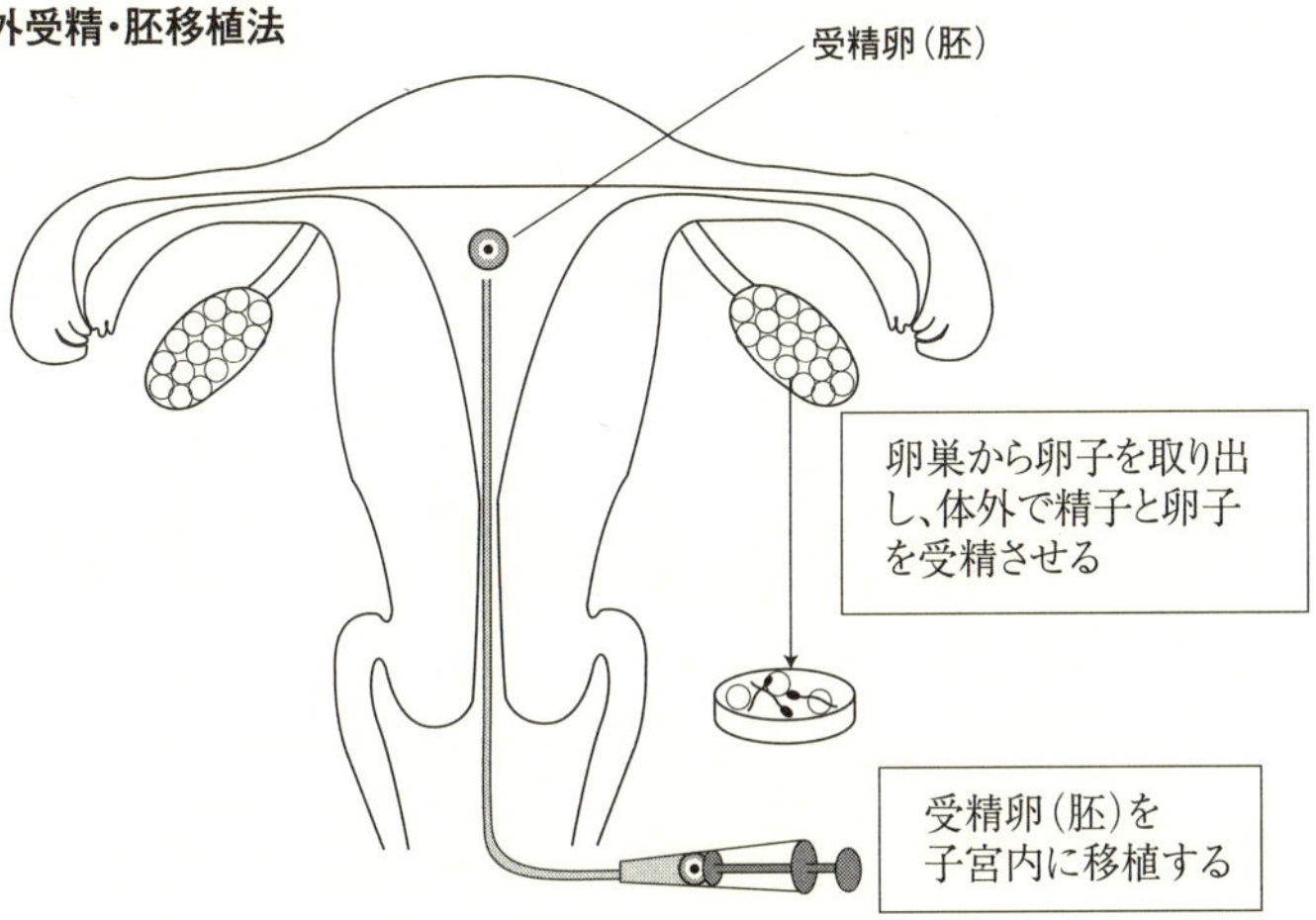
受精卵（胚）
卵巣から卵子を取り出
し、体外で精子と卵子
を受精させる
受精卵（胚）を
子宮内に移植する

Cinema ART Clinic、セントマザー産婦人科医院各ホームページの図を参考に作成

体外受精も、用いられる精子、卵子、胚の種類によって、「配偶者間体外受精」と「非配偶者間体外受精」に分けられます。配偶者間体外受精は、夫婦の精子と卵子を体外で受精させて、できた胚を妻の子宮に移植するものです。非配偶者間体外受精には、①第三者の精子と妻の卵子を用いてできた胚を妻の子宮に移植するもの（提供精子《ていきょうせいし》）、②第三者の卵子と夫の精子でできた胚を妻の子宮に移植するもの（提《てい》供卵子《きょうらんし》）、③第三者夫婦の配偶者間体外受精で余った胚の提供を受け、それを妻の子宮に移植するもの（提供胚《ていきょうはい》）があります。

また、体外で卵子と精子を一緒にする点では体外受精と共通するものとして、卵管内移植法《らんかんないいしょくほう》（ＺＩＦＴ・配偶子《はいぐうし》卵管内移植法／ＧＩＦＴ・接合子《せつごうし》卵管内移植法）があります。ジフト（ＺＩＦＴ）法は受精を確認した受精卵をごく初期の段階で卵管に移植するもので、ギフト（ＧＩＦＴ）法は卵子と精子を混合させて受精を確認しないまま卵管に移植します。胚を卵管に入れると着床率《ちゃくしょうりつ》が高くなりますが、卵管への移植には手術が必要ですし、二本の卵管のどちらかが健全である必要があります。

顕微授精

顕微授精《けんびじゅせい》は体外受精の関連技術の一つです。精子無力症《せいしむりょくしょう》や精子の数が乏しかったり、卵子の透明体《とうめいたい》が硬《かた》いなどで、体外受精《たいがいじゅせい》がうまくいかない場合に用いられます。排卵誘発剤で得られた複数の成熟卵胞《せいじゅくらんほう》から一～二個採卵《さいらん》し、一個の卵子に一個の精子を顕微鏡下で細いピペットで穴をあけて注入し、受精させます。精子は遠心分離《えんしんぶんり》機で運動性の良好なものだけを分離して用います。受精卵は四～八分割卵になった段階で子宮に移植されます。

日本の産婦人科医《さんふじんかい》で実施されている顕微授精はほとんどが、精子をつくる機能はあるけれど精管《せいかん》がなんらかの原因でつまっている閉塞性無精子症《へいそくせいむせいししょう》が対象といわれています。そして、全・体外受精数の四割強をこの顕微授精が占めています。精管のつまりを治す手術には健康保険が適用され、妊娠率も顕微授精と変わらないので、まずはこちらの治療を試みるべきだとの批判もあります。

代理出産

代理出産とは、不妊夫婦の妻に代わって第三者の女性に懐胎《かいたい》・出産してもらうことです。「借《か》り腹《ばら》」と「代理母《だいりはは》」があります。借り

顕微授精

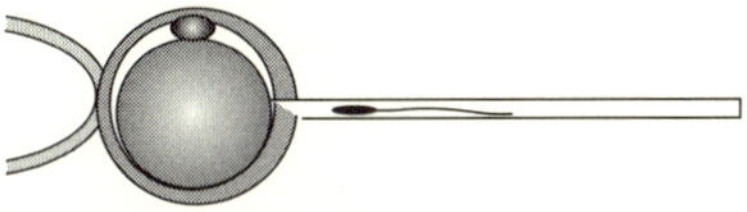

究極のART

精子の数が非常に少なく普通の体外受精では受精しない場合は顕微授精といって卵に細いガラスの針で一匹の精子を卵に注入する方法もあります。

これは男性側での精子が極端に少ない場合や運動性の悪い場合でも良い精子が1つでも得られれば、受精は可能だということになります。

これでの妊娠成功率もほとんど変わりません。

顕微授精の世界へ

一つの精子を卵子の細胞質内に注入して授精をさせる方法です。
精子が少ない重度の男性不妊症に福音をもたらすことになります。

数少ない精子を一つみつけだし、インジェクションピペットに吸い込みます。

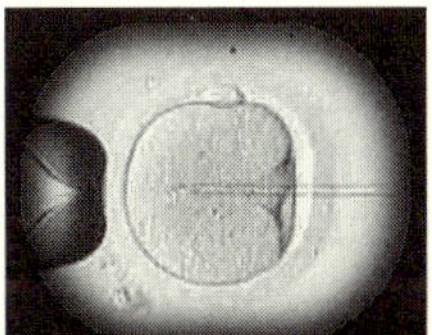

Cinema ART Clinicホームページより

腹は、不妊夫婦の精子と卵子を体外受精させ、得られた胚（受精卵）を第三者の女性（ホストマザー）の子宮に移植するものです。遺伝的には夫婦とつながった子供が得られます。

代理母は、夫の精子を第三者の女性（サロゲートマザー）に人工授精するものです。このほか、精子や卵子、胚も第三者のものを用いる例がでています。アメリカで一九八六年に起きた「ベビーM事件」（↓Q8参照）では、代理母が子供の引渡しを拒否して裁判となりました。これ以降、さまざまなケースが続発《ぞくはつ》し、代理母契約《だいりははけいやく》の是非《ぜひ》が議論されてきました。

日本では二〇〇三年に、子宮ガンで子宮を全摘《ぜんてき》したタレントの向井亜紀、元プロレスラーの高田延彦夫妻が、体外受精させた二人の受精卵をアメリカ人女性の子宮に移植して出産したこと（借り腹）を公開し、大きな話題になりました。

Q2 生殖補助医療は、日本でも広く行なわれているのですか？

他人の精子による人工授精で生まれた子供が、日本で一万人以上もいるそうですね。他の技術も広く実施されているのですか？　実態を教えてください。

Q1で紹介した四つの生殖補助医療《せいしょくほじょいりょう》のうち、最後の代理出産は日本では学会の会告などで実施《じっし》が認められていません。他の技術についても細かい制限がありますが、そうした条件をクリアできる場合は公に認められて実施されています。ここでは代理出産をのぞく三つの技術について、日本の実態を明らかにします。

歴史

人工授精は一八世紀末に犬を用いて成功したのが始まりですが、そのころはまだ卵子や精子の働きがよくわかっていませんでした。一九世紀になって研究が本格化し、人に応用されたのは一八八四年といいます。日本では一九四九年に慶応大学病院で非配偶者間人工授精《ひはいぐうしゃかんじんこうじゅせい》（ＡＩＤ）第一号の女の子が生まれています。

慶応大学病院

ＡＩＤは日本で先鞭をつけた慶応大学病院だけが実施を公表している。当初は医学生の精子を用いており、今は精子提供者がどんな人かは明らかにしていない。ＡＩＤの管理台帳も存在するが、ドナーの匿名原則は崩していない。一人のドナーからは最大一〇人に精子が提供され、ドナーの契約期間は一年だという（坂井律子・春日真人『つくられる命』ＮＨＫ出版）。

体外受精は一九七八年、イギリスでルイーズという名の女の子が生まれたのが世界第一号。日本では一九八三年に東北大学病院で第一号が生まれています。当時は「試験管《しけんかん》ベビー」と呼ばれましたが、試験管の中で育てられるような誤解を招く言葉だとして使われなくなっています。顕微授精は一九九二年から日本で行なわれている新しい技術です。

実施数

今、日本全体で不妊治療を受けている患者は、四六万六九〇〇人と推計されます（厚生労働省《こうせいろうどうしょう》「生殖補助医療技術についての意識調査2003」）。前回（一九九九年）調査では二八万四八〇〇人と推計されているので、四年間に一・六倍にも増えた計算です。技術が進みマスコミで取り上げることも増えているからでしょうか、患者側の関心が急速《きゅうそく》に高まっていることがうかがえます。

三つの生殖補助医療技術のうち人工授精は、配偶者間（ＡＩＨ）が町の産婦人科医院でも広く実施されています。一般的な医療になっているためか、統計資料《とうけいしりょう》はありません。一方、非配偶者間人工授精（ＡＩＤ）と体外受精・顕微授精については、日本産科婦人科学会（日産婦）が一九八六年から登録制《とうろくせい》を敷《し》き、毎年の実施状況を

ルイーズ

生物学者ロバート・エドワーズと産婦人科医パトリック・ステプトーのチームが、一九七八年七月、世界で初めて体外受精を成功させ、ルイーズ・ブラウンという女児が生まれた。母親は両側の卵管閉塞だった。この翌年にはオーストラリア、フランスでも体外受精児が誕生している。

公表しています。

それによると、二〇〇一年末現在、ＡＩＤ、体外受精、顕微授精の登録施設数《とうろくしせつすう》は五五二。このうちＡＩＤを実施しているのは二一施設で、同年一年間の患者数は一三二二人、出生児数《しゆつしようじ》は一六一人でした。日本国内のこれまでのＡＩＤによる累計出生児数は、一万人以上になると言われています。

体外受精と顕微授精は、同一年間に体外受精（ＺＩＦＴ、ＧＩＦＴも含む）によって生まれた子供が八二九六人、顕微授精が四八六二人で、両者合わせて一万三一五八人（患者数五万三二〇四人）に上ります。これまでの累計出生児数は、体外受精五万九二六五人、顕微授精二万五七〇四人の計八万四九六六人です。最近の日本の年間出生数は一二〇万人前後ですので、新生児の一％ほどを体外受精と顕微授精による子供が占めていることになります。これに人工授精も加えると比率はさらに高まります。一つの小学校に何人かは生殖補助医療のお世話になった子がいる計算になります。

成績

人工授精や体外受精の実施数や出生児数だけを知らされると、「そんなに広く行なわれ、たくさんの子供が生まれているのか」と思われるかもしれませんが、残念ながら、生殖補助医療はEBM（科学的根拠のある医療）として確立されたものとはいえません。けっして成功率の高い技術ではないのです。

日産婦の二〇〇一年次報告によると、AIDの周期総数五七〇一に対して、妊娠数は二六〇（四・六％）しかありません。しかも妊娠したうちの三八件（一四・六％）が流産《りゅうざん》しています。AIHの統計はありませんが、不妊の悩みを抱える人たちの自助組織《じじょそしき》「フィンレージの会」の調査では、「出産に至ったのは人工授精を受けた五二七人中三八人。わずか七・二％である」（鈴木良子「胚は誰のものか」、御輿久美子他著『人クローン技術は許されるか』緑風出版）という数字が出ています。

体外受精と顕微受精（いずれも新鮮卵《しんせんらん》使用分）についての妊娠率は、日産婦報告によると、採卵当たりで体外受精二一・七％、顕微授精二〇・二％、移植当たりで体外受精二六・八％、顕微授精二五・七％です。単純に考えると、採卵した五例に一例、うまく受精して移植にこぎつけても四例に一例しか妊娠していないのです。しかも、妊娠しても流産するケースがどちらも二三・八％ありました。四分の一近くは流産しているのです。

EBM
Evidence-Based Medicine（科学的根拠にもとづいた医療）の略。臨床疫学をベースに、個々の患者に最良の科学的根拠がある治療を目指す。ここ一〇年ほどで広く普及してきた考え。

『人クローン技術は許されるか』
御輿久美子他著、緑風出版

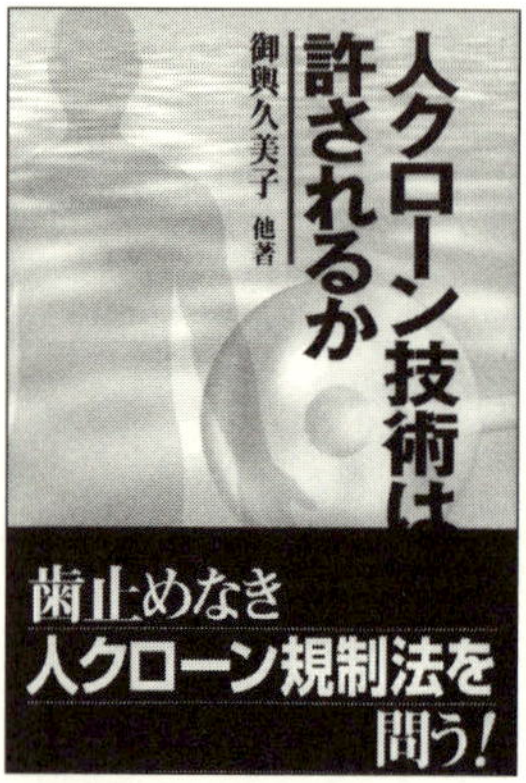
人クローン技術は許されるか
御輿久美子 他著
歯止めなき
人クローン規制法を
問う!

でも、採卵した五回に一回は妊娠しているのなら、五回トライすればうまく妊娠できるのではないかと思われるかもしれません。実はそうではないのです。問題は累積妊娠率《るいせきにんしんりつ》であり、妊娠率二〇%程度だと累積妊娠率は五周期目が〇・七（＝七〇%弱）で、その後は頭打ちから低下してゆくのです。また、四〇歳以上の場合は、四周期以降の妊娠率はほとんどゼロになり、良い結果は望めないといいます。数多く試みても、成功するとは限らないようです。

そうではあるのに、自分の子供を手にするという夢があきらめられず、多くのカップルが治療の回数を重ねているようです。フィンレージの会の調査では、人工授精は一〇~二〇回受ける人もおり、最高は五二回。体外受精は最高二三回といいます。この間、察するにあまりある心身両面の苦労に加えて、経済的な負担も大きなものになります。

具体的実施法と副作用、費用

では、治療はどんな方法でなされるのでしょう。具体的なやり方について、前出の鈴木さんの文章が詳しいので、体外受精を例に要点を紹介します。

まず、男性の採精《さいせい》ではマスターベーションをすることになりますが、新しい不

累積妊娠率

一回の妊娠率ではなく、数を重ねて合計の妊娠率がどの程度かを見ることで、本当の妊娠可能性がわかる。

フィンレージの会

創立は一九九一年。『不妊――今なにが行われているのか』（晶文社）の翻訳、出版をきっかけに結成された。不妊に悩む人たちの全国組織。会の活動を『レポート不妊』などで発表している。

妊専門病院には「採精室《さいせいしつ》」があるけど、ふつうは病院のトイレでということになります。女性は採卵に先立って排卵誘発剤が投与されます。排卵誘発と、その後は卵胞を育てるのが目的です。後者は「七〜一四日間、毎日連続で注射するのが基本」「筋肉注射《きんにくちゅうしゃ》なので痛く、おしりや肩がいちごのようにぼこぼこ腫《は》れあがる」というもので、副作用《ふくさよう》も強く、吐き気、頭痛、めまいから、卵巣が腫れてお腹に水がたまる卵巣過剰刺激症候群《らんそうかじょうしげきしょうこうぐん》も珍しくないそうです。さらに、血栓症《けっせんしょう》や脳梗塞《のうこうそく》などから死に結びつく例も、専門家から指摘されています。採卵は長い針のついた超音波《ちょうおんぱ》プローブを膣《ちつ》から入れ、針を膣壁《ちつへき》から卵巣に向けて刺し、卵胞液ごと卵子を採ります。腹膣鏡《ふくちつきょう》を用いて外科的に取り出す方法から改善されて楽にはなったものの、針が膀《ぼう》胱《こう》や静脈《じょうみゃく》に刺さって大出血《だいしゅっけつ》を起こすこともあるそうです。

こうした副作用と、もう一つ問題なのは多胎妊娠《たたいにんしん》の多さです。日産婦報告（二〇〇一年）では、体外受精（新鮮卵使用）では多胎妊娠数が一二九八（対妊娠数比一九・二％）、内訳は双子・一一四五、三つ子・一四九、四つ子・四、顕微授精では多胎妊娠数が九九一（同一六・七％）、内訳は双子・九〇三、三つ子・八五、四つ子・三でした。凍結融解胚《とうけつゆうかいはい》（受精卵）を用いた体外受精・顕微授精では、四一六の多胎例のうち一例に「五胎以上」がありました。自然妊娠による多胎率は〇・四％

多胎妊娠

体外受精の普及により、多胎妊娠率は増加傾向にある。一九九五年の多胎出生率を六八年と比べると、双子一・三倍、三つ子四・七倍、四つ子二六・三倍へ上昇している（今泉洋子「多胎妊娠の疫学」）。

減数（減胎）手術

複数着床した中から一部の胎児を子宮内で死滅させる手術。一般的には、胎児の心臓に塩化カリウムを注入する。減数に際して障害の有無や男女の別で選ぶ例も見られ、倫理面からも問題視されている。日本では、

生殖技術

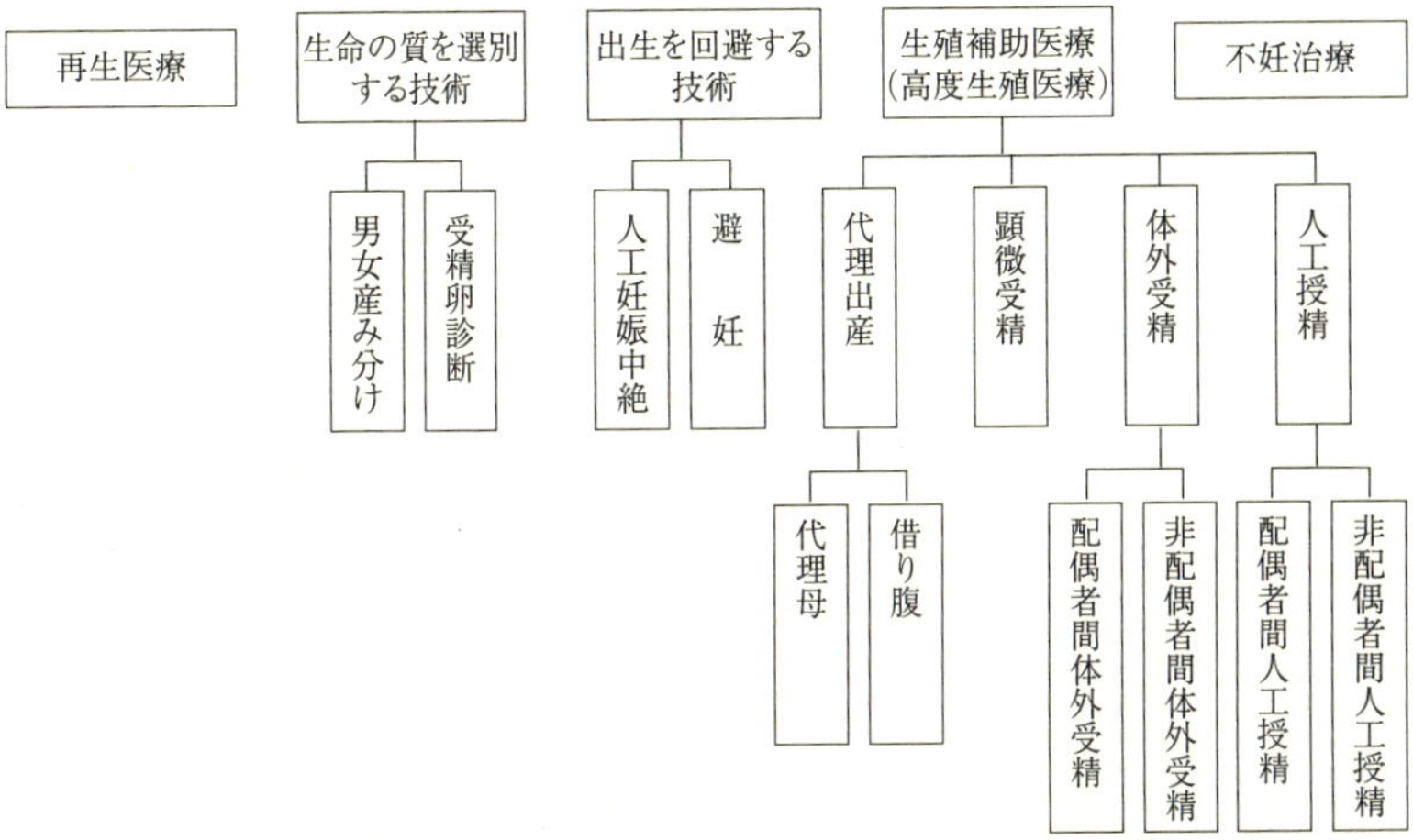

程度なので、その四〇～五〇倍もの高率で出現していることになります。

排卵誘発剤による多胎は多数の卵胞が同時に成熟・排卵し、複数の卵が受精することで起こります。体外受精による多胎は、妊娠率を高めるために複数個の受精卵を子宮に移植することで起こります。

多胎が母子に与える影響は無視できません。妊娠中毒症《にんしんちゅうどくしょう》や早産《そうざん》などが通常分娩《ぶんべん》よりも大幅に多くなり、生まれてくる子供にも未熟児《みじゅくじ》や障害《しょうがい》が増えます。そのため、倫理的《りんりてき》にも問題が多

日本産婦人科医会が九三年に「優生保護法（現母体保護法）の人工妊娠中絶に該当せず、堕胎罪の適用を受ける可能性がある」と指摘し、日本産科婦人科学会も九六年に「多胎妊娠の防止を図ることで問題を根源から解決することを志向すべき」として「胚移植数を原則三個以内」「排卵誘発剤の使用量を可能な限り減量するよう強く求める」との見解を発表しているが、減数手術については「まだ結論が得られていない」。厚生科学審議会の生殖補助医療部会の最終報告書（二〇〇三年四月）も「胚移植数は原則二個、医師の裁量で三個まで」との線を出しながら、「現在の技術では多胎を完全に防止できない。母の合併症が増し、児の予後不良であることを踏まえ、減数手術が許容される場合があると考えられる」との見方をしている。

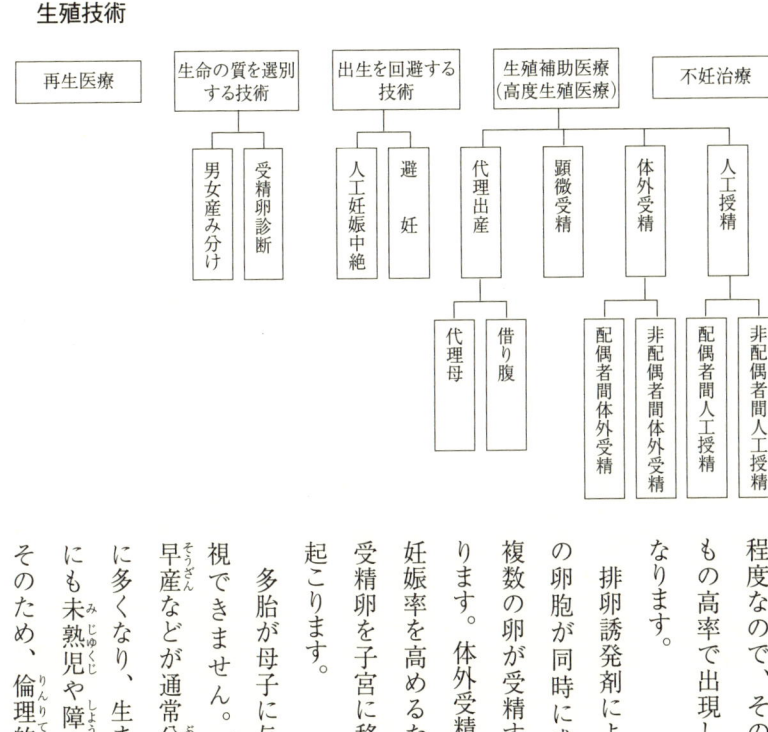

い減数《げんすう》（減胎）手術（→Q6参照）も半ば公然《こうぜん》と行なわれているようです。

こんな不安や苦労に加えて、経済的負担もばかになりません。フィンレージの会の調査では、治療年数の平均は四・三年、最長一八年。通院施設数は平均二・七カ所、最多で一五カ所。体外受精、顕微授精は保険がきかず、一回当たり平均で三五万〜四五万円かかり、合計一〇〇万〜三〇〇万円で、中には四〇〇万円以上かかった人もいるそうです。しかし、さまざまな資料にあたると一〇〇〇万円を超える例もあるようです。

今はインターネットのホームページで、生殖補助医療関連の検査費《けんさひ》から各治療の細かな料金を明らかにしている病・医院も増えています。ビジネスと割り切って稼ぎまくる産婦人科医の話が週刊誌に取り上げられるなど、悪質な例もあるようなので、そうしたケースにひっかからないよう事前調査をしっかりと行ない、さらに治療に当たっては医師本人にきちんとした説明を求めることが必要でしょう。

Q3 生殖補助医療はどこまで許されているのですか？

他人の精子や卵子を借りて子供がつくれる生殖補助医療は、親子関係を複雑にしたり生命を操作するなどで問題がありそうですね。規制はないのですか？

国は生殖補助医療について罰則《ばっそく》を盛り込んだ法律をつくる準備を進め、二〇〇四年中にも法案が国会に提出されるはずでしたが、結局、見送られました。ですから、現在の日本では生殖補助医療を規制する法律は一つもありません。それでは産婦人科医らは勝手し放題にこれらの医療をしているのかといえば、そうでもありません。

国の審議会《しんぎかい》が出している報告書や学会の会告が基本線を定めており、大方の医師はこれに沿った医療行為をしています。しかし、罰則があるわけではなく、違反に対してとり得る最も厳しい措置《そち》でも学会の除名処分《じょめいしょぶん》どまりです。ですから除名処分覚悟で「掟破り《おきてやぶ》」をする医師が登場し、それから学会や国が大慌《おおあわ》てで対策を考えるという〝いたちごっこ〟を繰り返してきたのが、これまでの日本の生殖補助医療をめぐる状況です。

それでは、国や学会では生殖補助医療にどんな線引きをしているのでしょう。

まず、精子の能力が少し弱い場合に増強して人工授精させたり、卵管が詰まっていて卵子がうまく受精できない場合にいったん卵子を体外にとり出して体外受精させてから子宮に戻すという方法をとる場合には、夫婦の精子、卵子を用いるので法的、倫理的に問題があまりなさそうです。ですから、これらはここでは議論の枠から外します。

問題になるのは、当人らに配偶子や子宮のいずれかが欠けている場合です。ここに着目して、「精子」「卵子」「胚（受精卵）」「子宮」の四つのいずれかを第三者から借りる場合にどこまで許されるのか、という観点から整理すると、わかりやすくなります。その限界や条件を定めているのが、国の審議会報告や学会の会告なのです。

国が法制化を目指した、その法案の骨子《こつし》となるのが、二〇〇三年四月一一日に発表された厚生科学審議会生殖補助医療部会《こうせいかがくしんぎかいせいしょくほじょいりょうぶかい》の最終報告書です。主な内容は次の九点です。

厚生科学審議会生殖補助医療部会

厚生労働省の審議会で、二〇〇一年七月から一年九カ月、二七回の議論を積み重ねてきた。第三者からの生殖細胞の提供と代理懐胎に特化した審議で、生殖補助医療で認める範囲の拡大が当初から事務局のねらいにあった。

提供者

提供者については次のような条件がつけられている。精子は満五五歳未満の成人、卵子はすでに子のいる満三五歳未満の成人。ただし、自己の体外受精のために採取した卵子の一部を提供する場合には、すでに子がいる必要はない。

① 提供された精子による人工授精（ＡＩＤ）と体外受精、提供された卵子による体外受精、提供された胚の移植を認める。ただし、胚の移植は、胚の提供以外に妊娠できない場合に限って最終的選択として認める。胚は他の夫婦が自己の胚移植のために得た胚に限られ、精子・卵子の両方の提供によって得られる胚の移植は認めない。

② これらの生殖補助医療を受けられるのは、不妊の法律上の夫婦に限られる。

③ 精子・卵子・胚の提供者は匿名《とくめい》とし、当該夫婦の兄弟姉妹からの提供は当分の間、認めない。

④ 精子・卵子・胚の提供に関する金銭の授受《じゅじゅ》は禁止する。

⑤ 提供精子・卵子・胚によって生まれた子は、一五歳以上になれば、提供者について知りたい情報について開示《かいじ》を請求できる。

⑥ 代理懐胎《だいりかいたい》（代理母・借り腹）は禁止する。

⑦ 体外受精、胚移植で一回に子宮に移植する胚の数は、原則として二個とし、胚や子宮の状態によっては医師の裁量で三個までとする。

⑧ 実施に際しては、十分なインフォームド・コンセントとカウンセリングを行なう。

兄弟姉妹からの提供

兄弟姉妹からの提供を避けるのは、子供が生まれた後も提供者が身近にいて接する機会が多く、その弊害を配慮してのこと。しかし、生殖補助医療を推進する論者の中には、兄弟姉妹の方が提供を受けやすく、無償の愛に包まれた行為になるとの主張もある。だが、この主張には、兄弟姉妹を認めると、不妊の肉親に代わってこれらの人たちが精子や卵子を提供するのが当然視されてプレッシャーがかかる恐れがある、と懸念する見方もある。

知りたい情報

子の「出自を知る権利」を認めているわけで、その情報の中身は氏名、住所、などの提供者を特定できる内容を含む。

⑨　以下のものについては、罰則を伴う法律で規制する。
・営利《えいり》目的での精子・卵子・胚の授受・授受のあっせん
・代理懐胎のための施術・施術のあっせん
・提供された精子・卵子・胚による生殖補助医療に関する職務上知りえた秘密の漏洩《ろうえい》

この報告書以前の国の基本姿勢は、第三者からの提供は人工授精（ＡＩＤ）における精子しか認めていませんでした。しかし、精子の提供を認めているのなら、卵子の提供を認めないのは一貫性《いっかんせい》に欠けます。そして、精子も卵子も提供されたものを認めてしまえば、胚（受精卵）も認めざるをえないというわけです。こうして先行する現実の実態に大幅にすり寄った内容になっています。要するに、代理懐胎以外は、条件つきではあるものの、どれも認めましょうというわけです。

その理由を報告書では、「ＡＩＤが五〇年以上の歴史をもち、一万人以上の出生児がいるのに、子供が父親の遺伝子を受け継《つ》いでいないことによる問題の発生は報告されていない。血縁主義的《けつえんしゅぎてき》な考え方は絶対的な価値観ではなく、子供が父母のいずれか一方の遺伝的要素を受け継がないことのみで子の福祉に反するとは言えな

血縁主義（血統主義）

アメリカでは精子、卵子ともに他人のものだったり、他人の胚を用いた生殖補助医療が、しかも金銭の授受を伴って行なわれているが、日本国内での実施例ではそこまで割り切ったものは公表されていない。夫婦のどちらか一方とは遺伝的つながりがある子供を得ようとする「血縁主義」が尊重されていた。

い」と説明しています。胚の提供にいたっては父母双方との血縁がないわけで、この報告書はこれまで日本に根強かった「血縁主義」への訣別《けつべつ》を明らかにしたと言えます。

提供者については、匿名原則《とくめいげんそく》を基本にすえています。そこで、血縁主義の観点からはむしろ望まれる兄弟姉妹からの提供を認めていません（ただし、将来の再検討事項《さいけんとうじこう》とされています）。認めると匿名性の担保《たんぽ》ができなくなり、人間関係が複雑になることなどを恐れてのことです。そして、子供に出自を知る権利を認めています。将来、顔も知らない子供が自分を訪ねてくる可能性を考えると第三者の提供者になる人が減るのではないかと危惧《きぐ》する声もあります。これらの医療が安易に実施されないための多少のブレーキとなるのが、こうした項目かもしれません。

内容にはかなり問題点がありますが、この報告書が今後の生殖補助医療を考える際の基本線になることは間違いなさそうです。これまで日本では、日本産婦人科学会（日産婦）が会告《かいこく》で基本線を定めてきました。しかし、学会は任意《にんい》の団体であり、違反に対する罰則も最大が除名処分です。違反者が除名されれば、むしろ学会の会告の「しばり」から解放されるという矛盾もあります。しかも、その会告も現実の追認をしてきた歴史があります。

たとえば、もう半世紀以上の歴史がある非配偶者の人工授精（ＡＩＤ）に日産婦が会告を出したのは、九七年五月のことです。ＡＩＤで日本最初の子が誕生《たんじょう》してから四八年がたっています。この前年に、有償《ゆうしょう》で精子の募集《ぼしゅう》とあっせんをする業者が出て社会問題化したので、あわててルール化を図ったのです。この会告で、「被実施者は法的に婚姻している不妊の夫婦」「精子提供者は匿名とするが、記録を保存する」「ＡＩＤを実施する施設は日産婦に登録し、実施件数や出生数を報告する」「営利目的で行なわない」などが定められ、その条件内での実施を公認しました。

体外受精については、一九八三年一〇月に会告を出しています。その中心は、「被実施者は婚姻しており、挙児《きょじ》を希望する夫婦で、心身ともに妊娠・分娩《ぶんべん》・育児に耐えうる状態にあり、成熟卵の採取、着床《ちゃくしょう》および妊娠維持が可能なものとする」という項目です。すなわち、日産婦は婚姻夫婦の精子と卵子を用いた体外受精しか認めていないのです。そして、体外受精で得られた受精卵を妻の子宮に移植して妊娠させることしか想定していません。

ところが、これを破る事件が起きました。九八年六月、長野県下諏訪町の産婦人科医院の根津八紘《ねつやひろ》院長が、前年に、卵巣機能不全の女性の妹から卵子の提供を受け、女性の夫の精子と体外受精させ、受精卵を女性の体内に移植したことを公表したのです。会告違反を承知の実施であり、公表したのも議論を呼び起こそうとのねらいからでした。根津医師はこの事件で日産婦を除名されましたが、その後も同じ治療を続けました。

根津医師のルール破りはこれだけにとどまりません。八六年には多胎妊娠に対する減数手術を日本で初めて実施しています。これは日本母性保護産婦人科医会《にほんぼせいほごさんふじんかいかい》が認めていない手術でした。さらに二〇〇一年五月には、過去三年間に五組の夫婦に代理出産（借り腹）を試み、一組で出産にこぎつけたことを明らかにしました。日本初の代理出産です。不妊夫婦の精子と卵子を体外受精させ、受精卵を妻の妹の子宮に移植したもので、失敗例でも同様に妻の姉妹の子宮を借りています。この代理懐《だいりかい》胎《たい》については、前年の一二月に国の厚生科学審議会が代理出産の全面禁止を打ち出しており、根津医師は、これが法律化されることを恐れて実施を急いだといいます。

どのケースでも、根津医師の言い分は「治療は患者のため」「患者さんが悩んでいるのに国も日産婦も解決の努力をしてこなかった」というものです。あえて一石《いっせき》を投じて広く議論を起こしながら既成事実《きせいじじつ》もつくっていこうとしているようです。事実、根津医師が公表に踏み切ったあと、減数手術も非配偶者間の体外受精も、厚生科学審議会で認められるようになっています。日産婦は、減数手術は「まだ結論が得られていない」とし、非配偶者間の体外受精についてもまだ会告を出していませんが、二〇〇三年四月に倫理審議会が匿名の第三者に限って認める答申を出し、基本姿勢の転換を打ち出しています。どちらも現実の追認《ついにん》をしているのです。

しかし、「患者が望むから」何でも許されるわけはありません。生命の根幹《こんかん》にかかわることが、一医師の独断で既成事実を積み上げられ、そうした事例が積み上げられたら国や学会もしぶしぶ追認してゆくという形は、望ましいものではありません。根津医師の代理出産のケースでは、インフォームド・コンセントやカウンセリングの不足が指摘《してき》され、その結果、家族関係がぎくしゃくしたそうです。国や学会の怠慢《たいまん》を厳しく問いつつも、より広範《こうはん》なしっかりとした議論を今こそすべきでしょう。

ちなみに、代理懐胎について日産婦は、二〇〇三年四月にようやく会告で禁止の方針を出しました。「生まれてくる子の福祉《ふくし》を最優先させるべき」「代理懐胎は身体的危険性・精神的負担を伴う」「家族関係を複雑にする」などの理由からです。また、厚生科学審議会が認めた第三者提供の胚の移植についても、二〇〇四年四月、禁止を打ち出しました。子の福祉優先、親子関係の不明確化《ふめいかくか》がその理由です。それにしても、学会のこのスローモーぶりは何なのでしょう。

Q4 一般の人たちは生殖補助医療をどう見ているのですか？

専門的でとても難しい問題がいろいろありそうですが、利用するのは私たち自身ですよね。一般の人たちはどう考えているのでしょうか。

生命の根幹に触れる問題

たしかにマスコミの前面に出てくるのは、医療関係者や法律家、生命倫理学者《せいめいりんりがくしゃ》などの専門家たちですね。問題を理解するには生物学や医学、法律などの基本的な知識も要求されるので、一般の人には取っつきづらいかもしれません。でも、不妊の悩みを抱えるのは一般の私たちですし、この問題のルールづくりを誤《あやま》れば生命の根幹に触れる問題だけに、私たちの社会全体に与える影響にも大きなものがあります。議論は広い層の声を反映したものにする必要があります。

厚生労働省は二〇〇三年四月、「生殖補助医療技術に対する国民の意識に関する研究」（国民の意識調査２００３）報告書を公表しています。これは九九年実施の調査に次ぐもので、この四年間の意識にかなり大きな変化があるのではないかという見込みで実施されました。これが現在の最新・最大の意識調査《いしきちょうさ》と見られます。ひとつの目安としてその中身を紹介します。

調査は、山縣然太郎・山梨大学医学部教授らのチームが、全国二〇〇地点から無作為抽出《むさくいちゅうしゅつ》した二〇～六九歳の男女四〇〇〇人（調査票のみ群）と二〇～五九歳の男女四〇〇〇人（リーフレットによる情報提供をしたリーフレット群）の計八〇〇〇人を対象に選び、同年一月に実施しました。実際に調査票を本人に届けたのは五八四〇人、回収数は三六四七（回収率六二・四％）でした。

これによると、利用について（表1）は、各技術とも六割以上が「配偶者《はいぐうしゃ》が望んでも利用しない」と答え、「利用したい」は数％にとどまっています。二つの調査対象群《ちょうさたいしょうぐん》の間でもほとんど差がなく、調査票群で「利用しない」率は、AID六三％（小数点以下四捨五入、以下同じ）、第三者の精子を用いた体外受精六八％、第三者の卵子を用いた体外受精六〇％、第三者の胚（受精卵）を用いた胚移植七八％、代理母七五％、借り腹五七％でした。それでも、前回調査（調査票群のみ）と比べるといずれも三～一二％減っており、この間に〝許容度《きょようど》〟がかなり高まったことがうかがえます。

次は、「一般論として各技術を認めるか」（表2）という質問です。これも

表1　各技術の利用

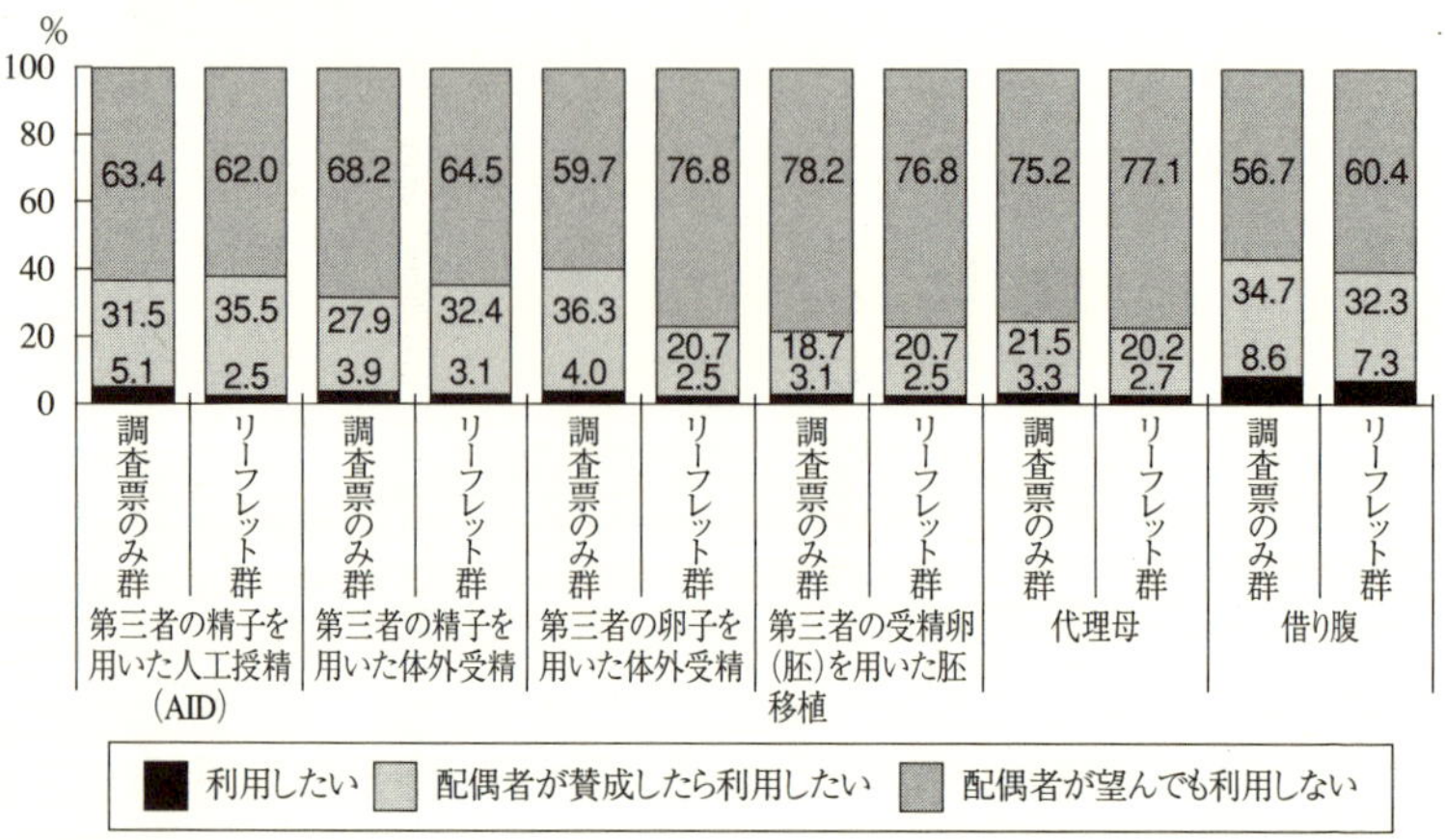

両群で回答内容の差はほとんどなく、「第三者の胚を用いた胚移植」「代理母」以外の技術については肯定が四〇％（調査票群、以下同じ）前後、否定が二〇％前後で、肯定が否定の二倍ほどになっています。逆に、「第三者の胚を用いた胚移植」と「代理母」では、前者は「認めてよい」二八％に対して「認められない」三五％、後者は三一％に対して三二％で、いずれも否定が肯定を上回りました。さらに注目すべき点は、全技術において「わからない」という回答が三〇％台だったことです。三分の一の人が、生殖補助医療の是非を判断できない状態にあるわけです。

代理懐胎では、代理母には抵抗が大きいけれど、夫婦の精子と卵子、胚を用いる借り腹には抵抗が小さいようです。借り腹について賛否《さんぴ》の理由も尋ねています。「認めてよい理由」で多いのは、「病気などで子宮を摘出した人が子供をもてる」八八％（調査票群、以下同じ）、「病気などで子供が産めない人が子供をもてる」八三％、「依頼者と代理懐胎をする双方が承諾《しょうだく》したから」四三％などが上位でした。「認められない理由」では、「妊娠は自然になされるべき」六六％、「親子関係が不自然」四七％、「商業的に利用されると思うから」四一％などが上位です。リーフレット群では「人を生殖の手段として使

表2　各技術の是非

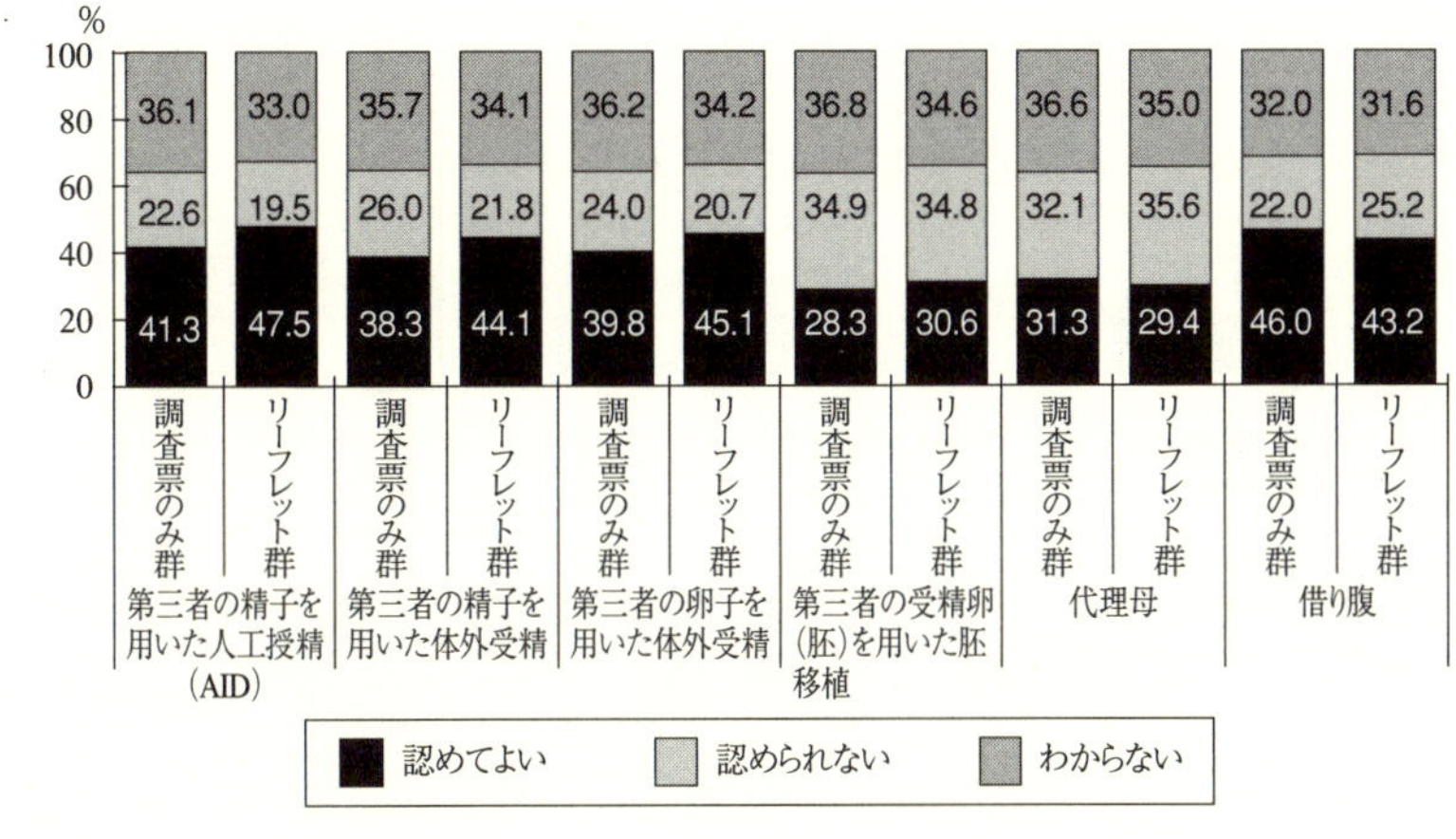

うから」が第二位にきているのが目立ちました。

　このほかでは、精子・卵子の提供者については、「匿名の第三者」は「認められる」が四〇%、「認められない」が二三%、「兄弟姉妹」は「認められる」三二%、「認められない」三一%、「父母」は「認められる」二一%、「認められない」四〇%などでした。これも三〜四割が「わからない」という答えでした。

　「出自を知る権利」については、「知らされるべき」が一二〜二一%にとどまり、「親にまかせるべき」が四〇〜五五%と半数を占めました。提供できる個人情報も、「匿名性が守られる年齢、身長など」が四六〜五五%と最も多く、「氏名、住所等」は一三〜二一%と少数でした。また、精子・卵子の提供について、提供者を知ることができる場合と知ることができない場合に分けて、する気があるかどうかを聞いています。提供者を知ることができる場合には「提供したい」という回答が七〜一五%なのに対し、知ることができない場合には一四〜二九%に倍増しています。

　以上の調査結果をまとめれば、次のようなことが言えそうです。

①　生殖補助医療を一般論として認める人は認めない人よりも概《がい》して多いが、利用はためらう人が多い。

②　第三者の胚移植と代理母は、「認めない」「利用しない」人が特に多い。

表3　医師を対象とした調査　AIDの是非

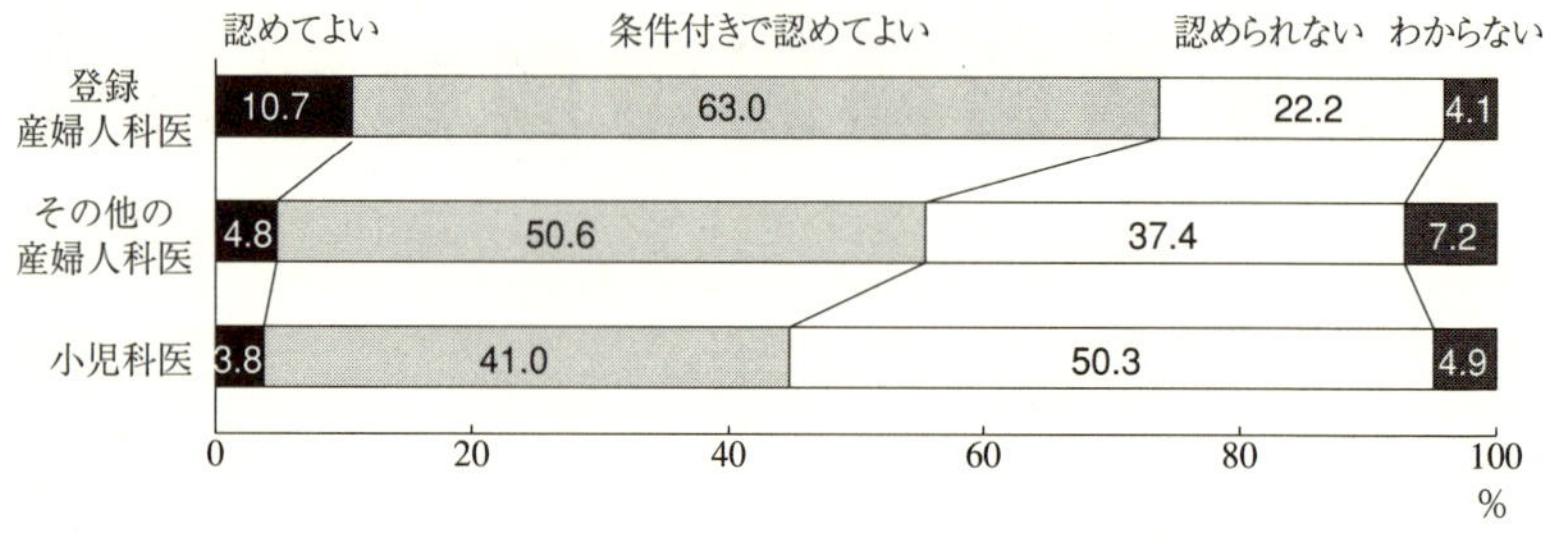

③　全体を通して「わからない」という答えが多かった。

④　精子・卵子の提供では「匿名の第三者」を認める意見が多く、「出自を知る権利」では「親にまかせるべき」が多かった。提供者がわかる場合には提供をためらう人が多かった。

多くの人が判断に迷っている様子がうかがえそうな結果です。〈そうした技術があるのは認めるけど、自分がやる気はしない。血のつながっていない第三者の胚を利用したり、他人の体を道具として使う代理母は疑問だ〉。こんなところが最大公約数でしょうか。ほぼうなずける結果ではありますが、「出自を知る権利」を子供の権利と認識していない人が多いのが、私には気にかかりました。

ちなみに、医師はこれらの医療技術をどうとらえているのでしょう。前回の九九年調査では、一般国民と併せて医師の調査も実施しています。参考までに紹介しておきます。

調査は九九年二、三月に実施され、対象者は、日産婦登録医療機関の産婦人科医（四〇二人）、その他の産婦人科医（同四〇〇人）、小児科医（四〇〇人）で、四二～六〇％の回収率でした。二〇〇三年調査とは四年のずれがありますが、産婦人科医たちがこれらの技術に一般国民よりもかなり肯定的なことがうかがえる結果に

表4　医師を対象とした調査　第三者の受精卵を用いた胚移植の是非

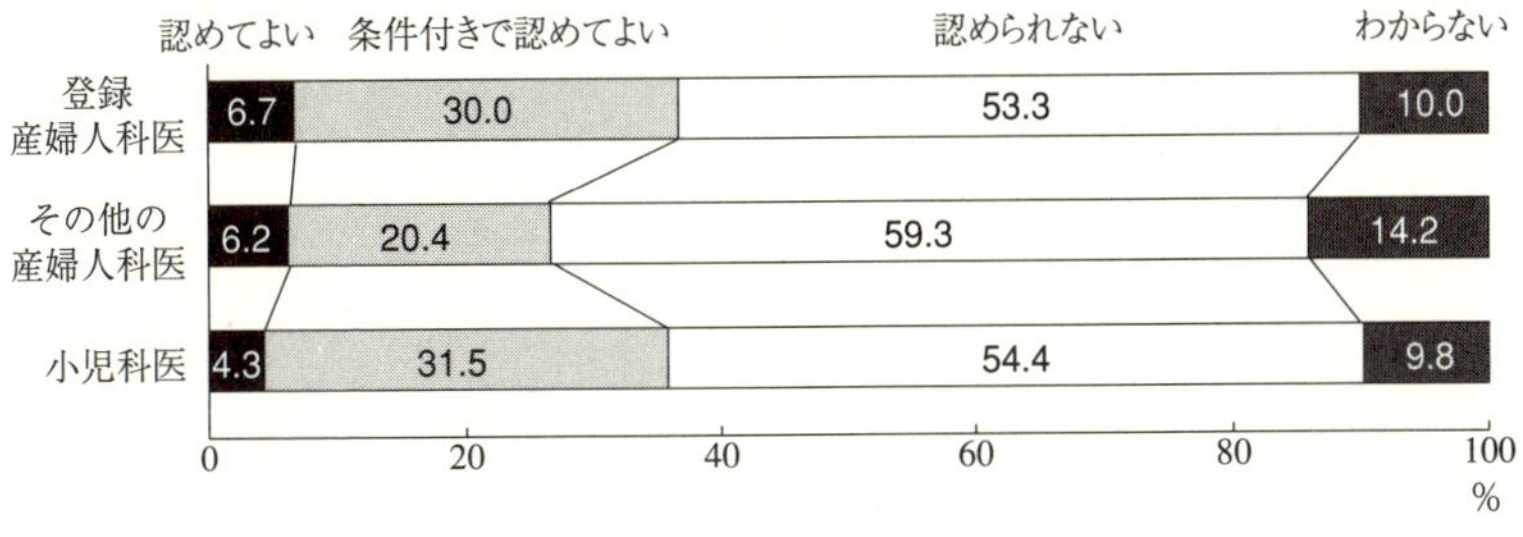

なっています。

ＡＩＤ（表3）については、「認めてよい」「条件つきで認めてよい」を合わせて、登録産婦人科医で七四％、その他の産婦人科医で五五％、小児科医で四四％。同じ回答は、第三者の精子を用いた体外受精では六六％、五三％、四五％、第三者の卵子を用いた体外受精では五六％、四五％、四三％でした。一般国民で否定が肯定を上回っていた第三者の胚移植（表4）と代理母（表5）では、どちらも是認《ぜにん》する意見は三割前後で、否定する意見が五～六割を占めました。借り腹については、四五～五一％が認め、四一～四七％が否認しています。

大まかには、医師の回答も一般国民の回答に似た傾向にあると言えそうです。でも、全般に肯定的な見方が多く、その比率は大体が登録産婦人科医、一般産婦人科医、小児科医の順に小さくなってゆきます。つまり、実際に生殖補助医療に携《たずさ》わっている医師ほど、これらの技術を肯定的に見ているわけです。本質的な議論がないまま新たな技術が次々と導入され、それを是認する雰囲気が医療現場で培《つちか》われている、という心配はないでしょうか。

表5　医師を対象とした調査　代理母の是非

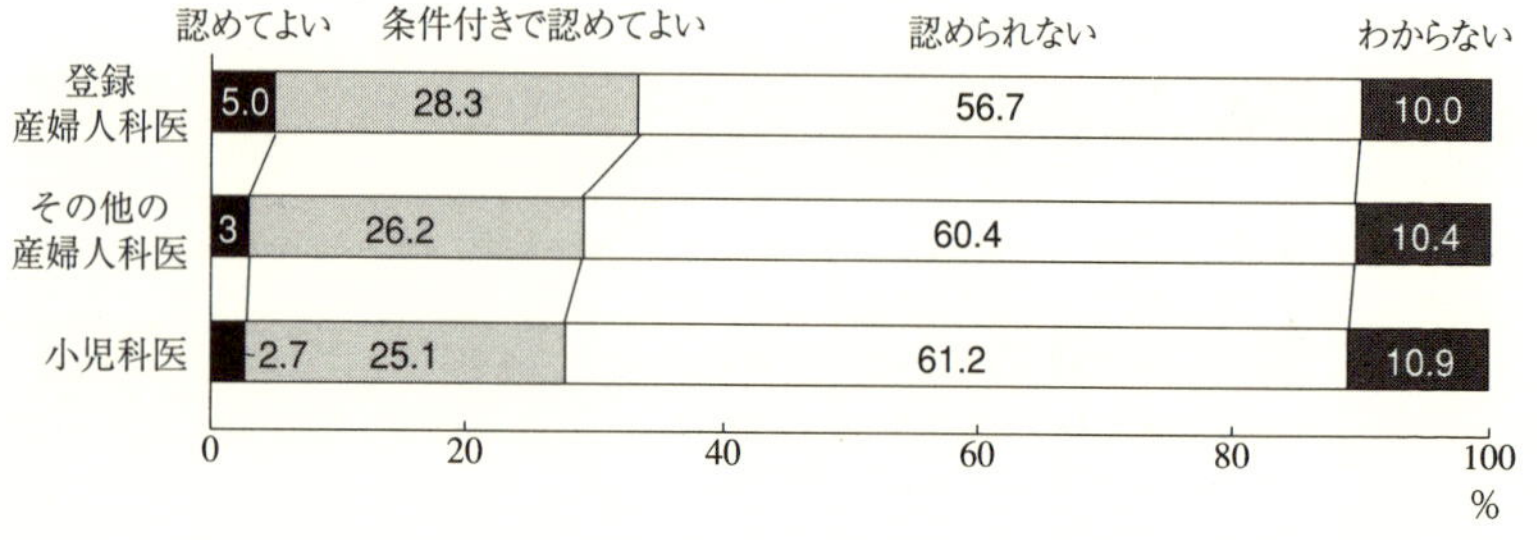

Q5 AIDで生まれた人工授精児たちの父親探しが始まっているのは本当ですか？

AIDで生まれた子どもたちには、遺伝上と法律上の二人の父親がいますね。精子を提供した父親と会うことはできるのですか？

ある日突然、一緒に暮らす父親と自分は血がつながっていないことを知らされたら、どうでしょう。しかも、自分が提供精子《ていきょうせいし》による人工授精児《じんこうじゅせいじ》だったら……。

なぜ両親は黙っていたのか。私はだまされていたのだ。これまでの私の人生は何だったのだろう。私の本当の父親はどこにいるのだろう。何をしている、どんな人なのだろう。たぶん、こんなさまざまな思いが込み上げてくることでしょう。そして、自分のアイデンティティ探しを始めるのではないでしょうか。この当事者たちの思いは、まだマスメディアなどで取り上げられることが少なく、私たちも知る機会がほとんどありませんでした。

ところが最近は、この問題についてインターネットにホームページを開く当事者や研究者が出てきました。そして、生まれた子供、親、精子提供者（ドナー）ら

ホームページを開く当事者や研究者

当事者では本文で触れた「AID について考える」、研究者では、医療人類学・リプロダクティブヘルス看護学・生命倫理学・精神保健看護学・科学社会学・女性学などを専門とする女性研究者五人が運営している「非配偶者間の人工授精の現状に関する調査研究会（DI研究会）」のホームページがある。どちらもタイトルから検索できる。

の率直な思いも少しずつではありますが、外に向けて発せられるようになってきました。NHKスペシャルなどの番組取材をもとに単行本化された、坂井律子、春日真人『つくられる命』（NHK出版）は、アメリカとカナダ、そして日本で自分の父親探しを始めた人工授精で生まれた人たちの親探しや精子バンク、ドナーの実態などをレポートしています。

この本に登場している日本人の「人工授精児」は二人です。

医学生の男性は、二九歳の時、臨床実習先《りんしょうじっしゅうさき》の病院でたまたま遺伝子型《いでんしがた》を調べる試薬の実験台になったことから、父親との間に血縁関係《けつえんかんけい》がないことを知ります。母親にそのことを話すと、慶応大学病院に不妊治療に通っていて、父親の精子と第三者の精子を混ぜてAIDを受けたことを明かされます。

もう一人は女性で、二二歳の時、父親が遺伝性の難病に冒されていることを知らされ、自分も発病するのではないかと悩んでいました。その狼狽《ろうばい》ぶりを母親が見かねて、父親とは血縁関係がないことを打ち明けたのでした。やがて人知れず悩むようになり、両親と暮らすのが辛くなって一人暮らしを始め、在籍していた大学院も退学したそうです。

二人はそれから自分探しの旅に出ます。男性は慶応大学病院を訪ね、母親がA

慶応大学病院

一九四九年、安藤畫一教授が日本初のAIDを実施した。精子のない復員兵が多いことが研究のきっかけだったという。以後、飯塚理八名誉教授らを中心に日本のAIDを先頭になって普及させてきた。当初は同大医学部の学生が精子ドナーだった。今はドナーがどんな人かは明かしていないが、当初からの記録を全部保存してあるという。

精子を混ぜて

現在ではそのようなやり方はとられていないようだが、AIDが始まった当初は提供精子についても何人かの分を混ぜて匿名性を高めたという。しかし、受精成績が下がることなどからも一人の精子を用いるようになった。

IDを受けた当時の慶応大学医学部の卒業生名簿を入手し、容姿の特徴などから父親らしき人の絞り込みを始めました。女性は二〇〇三年、人工授精で生まれた本人による日本初のホームページ「AIDについて考える」を立ち上げ、自身の体験や思い、AIDの問題点などを整理し、意見や情報交換の場も設けています。

こうした実態を知ると、日本でもいよいよAIDで生まれた人の父親探し＝自分探しが始まったことがわかります。でも、不思議なのは、もう五〇年もの歴史がある日本のAIDなのに、なぜ今ごろこんな動きが出てきたのかということです。AIDをめぐる裁判も一九九八年に二件の判決が出ただけで、それまで日本社会の表面ではほとんど波風が立たなかったように見えます。

しかし、それには大きな理由があります。これまではドナーについて「匿名原則」が厳しく貫かれてきたからです。国や日産婦もこれまでは「匿名原則」を掲げてきましたし、慶応大学などの実施病院でも匿名原則を守ってきました。夫婦と医師が秘密を守りさえすれば、法律上も民法七七二条第一項の「妻が婚姻中に懐胎した子は、夫の子と推定する」との規定により実子《じつし》とみなされます。実際にAIDを受けた夫婦も九割以上が、子供に本当のことを話すつもりがないとの意向をもっているようです。

二件の判決

一件は、夫の同意を得て妻がAIDを実施し、離婚に際して親権を争ったケース。九八年九月に東京高裁で判決が出され、父親が法律上の親であることは認めたものの、離婚後の親権については父親と子供には「自然的血縁関係」のないことなどが配慮され、母親に親権が認められた。もう一件は、妻が夫の同意を得ずにAIDを実施したケース。夫が嫡出否認の訴えを起こし、大阪地裁は同年一二月、夫の言い分を認めた。

ところが、Ｑ３で紹介したように厚生科学審議会生殖補助医療部会の最終報告書（二〇〇三年四月発表）は、子供の「出自を知る権利」を認め、子供が一五歳以上になって望めば精子提供者を特定できる氏名や住所といった情報も開示できる、という方針を出しました。この報告では、併《あわ》せて卵子、胚の提供も認めているので、出自を知る権利はＡＩＤだけにではなく、体外受精も含めて精子、卵子、胚を提供した場合に等しく適用されることになります。

この法制化は今後の問題ですが、ともあれ国がその基本姿勢を「匿名原則」から「情報開示」へと大きく転換したことは注目されます。その情報の中身も、審議では当初、本人が特定できない範囲までと考えられていたようですが、海外の事情などもふまえ、本人を特定できるものにまで踏み込んでいます。ですから、今後は子供自身が望めば遺伝上の親と確実に巡《めぐ》り会うことが可能になります。と同時に、精子や卵子、胚を提供する側は将来のいつか、「わが子」との対面を余儀《よぎ》なくされることを覚悟の上で提供しなくてはなりません。

そうなるとどうなるでしょう――。外国に先例があります。全国で一五〇もの精子バンクがあって商業的に繁盛《はんじょう》しているというアメリカでも、精子提供者の身元情報まで明かしているバンクはそう多くありません。二〇〇〇年からこの情報サービスに踏み切ったあるバンクでは、海外向けの出荷が年々増え、最近はスイスの取引が急増しているそうです。というのは、スイスでは二〇〇一年に「生殖補助医療に関する連邦法」が改正され、身元を明らかにする人しかドナーになれなくなったからです。これにより提供者が急減したといいます。次の談話は、そのバンクの人のものです（前掲『つくられる命』より）。

「精子ツアーと呼ばれているんですよ。ご存知ありませんか？　ヨーロッパがそうです。身元を明かせるドナーしか認められていないスウェーデンのクライアントは、匿名ドナーを見つけられるデンマークまで足を運びます。イタリアの患者は、比較的法律の緩《ゆる》い国々へ移動します。みんな子供を産むためならどこへだって行くんです。不妊症に悩む世界中の夫婦たちが、身元を明らかにできるドナーを求めてアメリカに押し寄せています。が、この国でもドナーの数は足りません。不妊症の人たちは、もっと長い期間待たされるようになるでしょう」

　国境を越えて精子を求める流れが起きているのです。人種の違いなどから、日本の不妊夫婦が欧米にまで精子や卵子を求めることはあまり考えられないことですが、ヨーロッパ同様、ドナーが減り、規制のゆるいアジアの国などにドナーを求める可能性は考えられるでしょう。

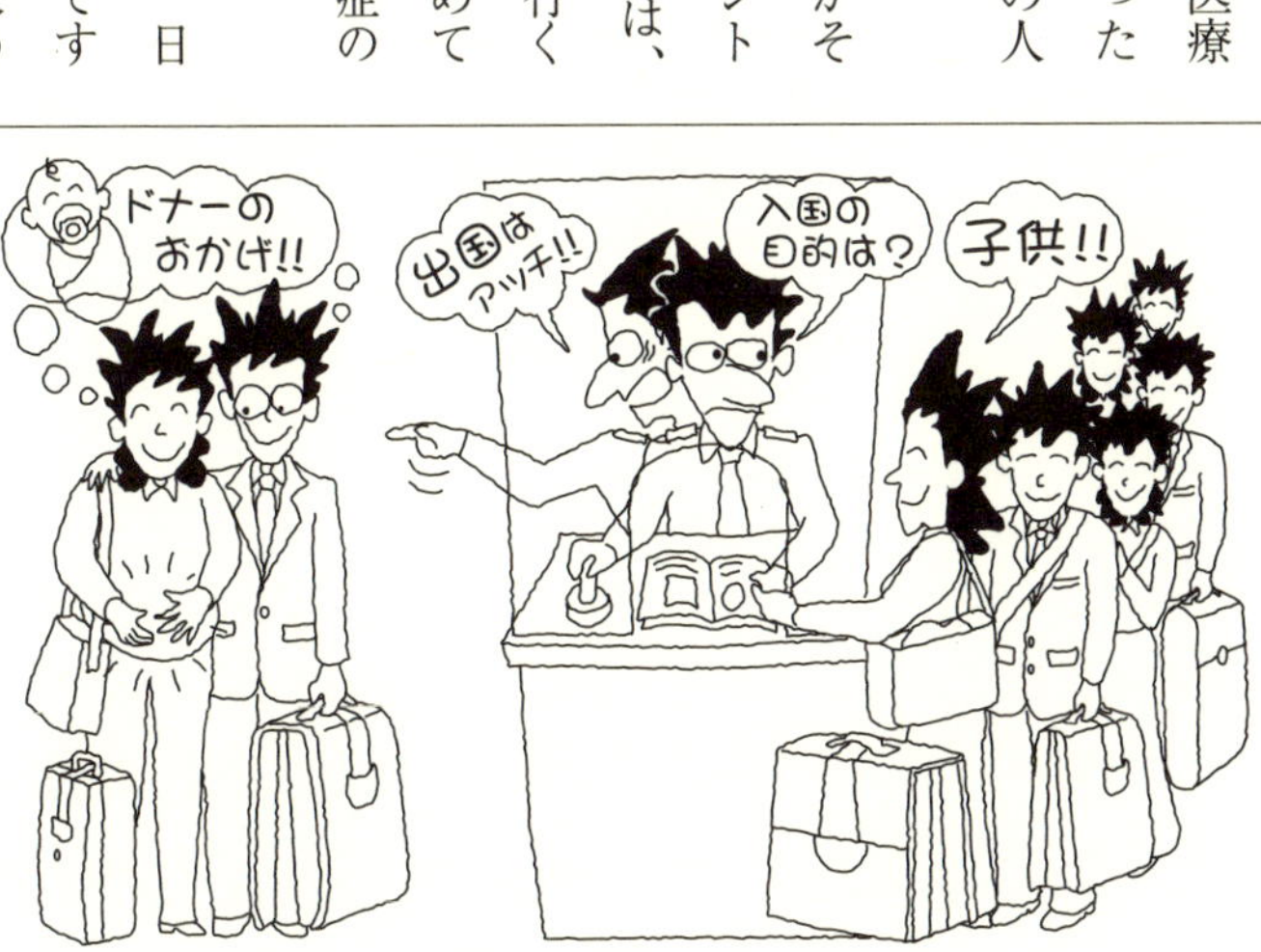
子供!!
入国の目的は?
出国はアッチ!!
ドナーのおかげ!!

さらに心配なのは、一人のドナーの配偶子を用いて生まれる子供が増えて、子供同士の近親婚《きんしんこん》の可能性が高まることです。厚生科学審議会の最終報告書では、「同一の人から提供された精子・卵子・胚による生殖補助医療を受けた人が妊娠した子の数が一〇人に達した場合には、以後、その精子・卵子・胚を当該生殖補助医療に使用してはならない」と制限しています。イギリスでは一〇人、フランスでは五人に制限しており、そうした先例にならうものです。しかし、これまでの日本の実態ではその数倍の提供もありえたようですし、管理をしっかりしないと実効性《じっこうせい》はないし、まして規制のゆるい国なら実態はわかりません。

今や全世界で、人工授精で生まれた子供が一〇〇万人に達するそうです。アメリカではノーベル賞受賞者や高い知能の男性の精子が高値《たかね》で売られたり、独身女性やレスビアンの人が自分好みの資質《ししつ》の精子を求めてＡＩＤを受けているといいます。卵子や胚の売買も盛んに行なわれているようです。日本では商業的売買が禁止されていますが、裏では独身女性が精子を業者にあっせんしてもらって出産したり、不妊夫婦がアメリカで胚も子宮も提供してもらって子供を得てくるという現実も起きています。

こうした動きに共通して感じられるのは、子供をほしがる親の立場からしか問題を考えていないということです。しかし、人権思想《じんけんしそう》、中でも子供の福祉への関心、知る権利にもとづく情報公開への認識《にんしき》の高まりから、これからは生まれてくる子供を中心にこの問題を眺《なが》める視点が要請《ようせい》されています。

その第一歩が、「出自を知る権利」を認めたことかもしれません。しかし、いざ実行する段に必要な細部の詰めはまだ何もなされていません。たとえば、ドナーはどんな情報をどのように登録し、その記録はどう管理されるのか。子供は情報開示をどのように求められるのかなどです。ＡＩＤについては半世紀以上の歴史があるのですから、人工授精で生まれた当人の悩み、不妊夫婦の苦しみや喜び、この人たちの家族観、ドナーの心理などをきめ細かく聞き取り、検証してゆくことは可能でしょう。この作業にも匿名原則が壁となって立ちはだかりはしますが、そうした検証の上での、子供の法的地位《ほうてきちい》の確立が急がれます。

朝日新

生殖医療の子ども　発達状況を調査へ

日本産科婦人科学会

国内で体外受精によって生まれた子どもが累計10万人を超える中、日本産科婦人科学会は05年度から、生殖補助医療でこれまでに生まれた子どもとこれから生まれる子どもの全員を対象に、精神的・肉体的発達の状況や、病気にかかった率などを調べる。19日の理事会で決めた。長期の影響などを検証する必要があると判断した。

体外受精では複数の受精卵を子宮に戻すため双子や三つ子が生まれる確率が高く、未熟児が多いことなどが指摘されている。調査は関連学会と協力し、体外受精を実施している施設を通じて行う。将来的には、不妊が遺伝的に引き継がれていないかも調べる。ただ、生殖医療を受けた施設と出産した施設が違う場合も多く、データ収集には困難も予想される。

日本では83年に初の体外受精児が生まれた。近年、特に急増し、多胎児や未熟児の増加などが指摘されている。海外では、顕微鏡下で特殊な針を使って受精させる顕微授精で生まれた子どもは染色体異常などのリスクが高いという報告もある。

「朝日新聞」二〇〇五年二月二〇日付朝刊

Q6 体外受精で余分にできた受精卵はどうするのですか？

排卵誘発剤でたくさんの卵子をつくり受精させると、妊娠に用いられないで余るものが出てきますよね。それはどうしているのですか？

排卵誘発剤を使って採卵すると、一回に一〇個前後の卵子が採れます。体外受精させた卵は分裂を開始すると胚と呼ばれます。胚は四〜八個に分割した時期（採卵後一〜三日）に子宮か卵管に移植され、着床を目指します。多胎妊娠を防ぐために、日産婦会告や厚生審議会報告書ではこの移植を三個までとしています。現実にはこのガイドラインがきちんと守られていないようですが、一応守られたとして、残った七個は凍結保存され、妊娠が成功しなかった場合に備えます。

夫婦の精子と卵子を体外受精させてつくった胚は、二人の大事な宝物です。胚は「生命の萌芽《ほうが》」でもあり、ぞんざいな扱いは許されないはずです。とりわけ、女性には心身両面で大変な負担や危険を与えていることはQ２でも見たとおりです。ところが、こんな苦労や思いを裏切る、驚くべき事実が明らかにされました。次の

ガイドラインがきちんと守られていない

フィンレージの会の調べでは、一五個も移植した例があったという。また、三個までの移植であっても多胎妊娠は二割ほどの率で発生している。

ような記事が「朝日新聞」の二〇〇一年一〇月二四日付朝刊に載ったのです。

「不妊治療で体外受精させた受精卵のうち、医療機関で保存されたまま使い道のなくなった『余剰胚』が、この一年間に全国で五千個以上も廃棄されたり研究用に回されたりしていたことが、朝日新聞社の調査でわかった」

記事によると、同社が独自に日本産科婦人科学会に胚の凍結保存を登録している三四七施設にアンケート調査を実施し、二三七施設から回答がありました。そのうち二二三施設で凍結保存を実施しており、この時点で凍結されている胚は計約六万一〇〇〇個。二〇〇一年の一年間で、①患者の妊娠で不要になった、②保存期間が過ぎた――などの理由で、約五二〇〇個が余剰胚《よじようはい》として処理されていました。廃棄したり研究用に回したりする場合の手続きは、「文書で同意をかわす」一六三施設（七三％）、「口頭で説明」四〇施設（一八％）、「特に決めていない」（五％）でした。

不妊夫婦が苦労して体外受精させた胚のうち、一年間に五〇〇〇個以上もの胚がその命の芽を摘《つ》まれ、四分の一の施設ではきちんとした同意さえ取っていなかったというのです。なんとぞんざいな扱いであり、おごりさえ感じられます。そうした扱いをしていても、なんらの罰則が与えられるわけではありませんが、一応の指

余剰胚

不妊の夫婦が苦労して体外受精させた胚は、妊娠が成功して余りが出た場合や、逆に成功せずにあきらめて使わないものが残った場合、凍結保存の契約期間が過ぎた場合などに、「余剰胚」となる。つまり、今後使われる予定のないことが決まっている胚が、余剰胚と言える。しかし、苦労してつくった夫婦からすれば、あるいは胚自身の視点に立てば、けっして「余剰」といえるものではないだろう。どの胚を余剰として廃棄したり研究用に回すかの選別においても、問題が残る。

針はあります。

二〇〇一年の時点では、旧厚生省の専門委員会が前年末に「〇三年にも余剰胚の第三者提供を認める」趣旨の報告書（〇三年の厚生審議会生殖補助医療部会最終報告書に反映）をまとめ、文部科学省は前月に「ヒトES（胚性幹）細胞」（→Q1脚注参照）の研究指針を施行し、その中で余剰胚の研究利用について定めています。どちらも、十分な説明と患者の書面による同意を必要としています。

でも、いくらお題目《だいもく》を唱えても、医療現場ではかなり無視されているようです。患者の中には、採卵数、受精数、凍結胚の数も医師の言を信ずるしかないので本当のところはわからない、という不信の声さえあります。また、この記事には出ていないのですが、凍結保存をしていない施設での胚の扱いも気にかかります。胚は凍結すれば半永久的に保存が可能ですが、凍結されず、移植もされない胚は廃棄されることになります。インフォームド・コンセントも含めて、現実にどんな実態があるのか知りたいところです。

このほか、胚の凍結保存については期間も大事です。

アメリカでは、飛行機事故で亡くなった億万長者夫妻の凍結胚に相続権《そうぞくけん》があるか否かが大問題になったり、離婚に際して夫婦の間で凍結胚の処分をめぐり、妻は

ES細胞の研究

総合科学技術会議の「ヒト胚の取扱いに関する基本的考え方」最終報告書（二〇〇四年七月）では、ヒトES細胞の研究について「現在、これは再生医療のための移植用組織細胞に利用することを目指した研究が進められている」と紹介している。詳しくはQ23参照。

子宮に移植して生みたい、夫は離婚するのだから子はいらないと争った例もでています（石井美智子『人工生殖の法律学』有斐閣）。

日本では、日産婦が八八年の会告で、「胚の凍結保存期間は夫婦の婚姻継続期間《こんいんけいぞくきかん》で、かつ卵を採取した母体の生殖年齢《せいしょくねんれい》を超えないこと」と定め、日本不妊学会でも「現実的には胚で五年間、卵で一〇年間とするのが妥当」との見方を明らかにしています。〇三年の厚生審議会生殖補助医療部会の最終報告書でも、「精子・卵子についてはニ年間、胚および提供された精子・卵子より得られた胚については一〇年間とする。ただし、精子・卵子・胚の提供者の死亡が確認されたときには、廃棄する」と定めています。

三つの指針を比べると、かなりのブレがあることがわかります。日産婦は「夫婦の婚姻継続期間」とし、日本不妊学会では「五年」、厚生審議会では「一〇年」というのです。日産婦の「母体の生殖年齢を超えない」という規定もあいまいです。患者個々のケースで異なることになるわけでしょうか。

結局、ルールがあってもないようなもので、現実にも各施設の裁量《さいりょう》にまかされているようです。ですから、凍結保存の設備に余裕がない施設では一、二年で廃棄というような例もあるようです。もちろん、当事者の夫婦が廃棄を申し出れば廃棄されるわけですが、保存にはお金もからんできます。毎年一～数万円の保存料が取られるので、不妊治療の継続も含め、財布との相談をしてということにもなります。

それと、最近注目を集めているのが、ヒトES細胞つくりなどの研究用に余剰胚が使われる問題です。記事にあるように、夫婦の同意も得ずに研究用に回されている現実がすでにあります。しかし、夫婦が体外受精でつくった胚はあくまで不妊治療が目的であり、それを勝手に研究用に回すのは目的外使用であり、厳しく戒《いまし》められなくてはいけないことです。では、なぜ同意も得ずに研究用に回されてきたのでしょうか。患者のこんな声があります。

「研究用に提供してもらえるか、と聞かれたら廃棄を選ぶ。我々が注射の痛みに耐え、採卵の苦痛に耐え、大金を使い、副作用に泣き、やっとできた大切なタマゴを『はい、どーぞ』などと言えるほど、私はココロが広くない。これでは我々のタマゴは世の中の人の『道具』にしかすぎなくなってしまう」（鈴木良子「胚はだれのものか」、『人クローンは許されるか』緑風出版）

フィンレージの会の会報に寄せられた声だそうです〝余剰〟胚であっても、当事者の思いはこうなのです。研究用の胚がなかなか手に入らない状況にあるのは、容易に想像ができます。だから勝手に融通《ゆうずう》させていたというのでは、とんでもないことです。

さらに、問題は研究の目的です。日産婦は〇二年一月の会告で、「精子・卵子・受精卵は、生殖補助医学発展のための基礎的研究ならびに、不妊症の診断治療の進歩に貢献《こうけん》する目的のための研究に限って、取り扱うことができる。なお、受精卵はヒト胚性幹細胞（ES細胞）樹立のためにも使用できる」と定めています。あくまで「生殖補助医学」「不妊の診断治療」発展のためにと限定した上で、余剰胚の使用を認めているのです。

であれば、ES細胞樹立が不妊治療とどう結びつくのか、私にはよくわかりません。ES細胞の研究は第一に再生医療（→Q1脚注参照）に結びつくはずです。会告につけられた説明では、「ES細胞の樹立《じゅりつ》にも提供できる」と書いた後に、「しかしながら、その使用の状況いかんによっては、提供に際し、学会として独自の判断をせざるを得ない場合もある」と続けています。これが具体的には何を意味するのか不明ですが、胚の研究が不妊治療とは異質な内容をふくむことを暗に認めているのではないでしょうか。

Q7 代理出産が日本でも話題になっていますね。何が問題なのですか？

タレントの向井亜紀さんの一件以来、マスコミでは代理出産が話題になりました。でも、難しい問題がありそうです。考えるべきポイントは何ですか？

二〇〇三年から四年にかけて、代理出産《だいりしゅっさん》をめぐる問題が二件、日本のマスコミで話題になりました。どちらも、アメリカで代理出産によって得た子供の出生届が、日本の役所で受理《じゅり》してもらえなかったケースです。海外代理出産で子供を得て公けになったのは、これらが第一例と第二例なのです。

第一例は、関西在住の五〇代の日本人夫婦が、二〇〇二年にアメリカで米国人女性に代理出産を頼み、双子の男児を得た例です。夫の精子と米国人女性の卵子を体外受精させ、できた受精卵を他の米国人女性の子宮に移植しています。提供卵子による非配偶者間体外受精と借り腹（ホストマザー）を組み合わせているのです。

夫婦は、子供に日本国籍《こくせき》を得させるため在米日本総領事館《ざいべいにほんそうりょうじかん》に出生届けをしましたが、一年以上棚上げになりました。総領事館で出産の事実確認に手間取っていたためで、翌年夏になって代理出産であることが判明しました。法務省は「出産していない妻を母親として認められない」と不受理《ふじゅり》を決め、夫婦が住む自治体でも二〇〇四年二月に届けを受理しませんでした。夫婦はその後、家裁《かさい》に自治体の処分取り消しを求めて家事審判《かじしんぱん》を申し立てましたが、却下《きゃっか》されました。

審判官《しんぱんかん》（裁判官）は、卵子を提供したのも分娩したのも第三者であることから、妻を母親とは認められないと判断しました。「法律上の母子関係《ぼしかんけい》は、基準としての客観性《きゃっかんせい》・明確性《めいかくせい》の観点《かんてん》から、分娩した者と子との間に認めるべきだ」という理由からで、法務省の見解や子を産んだ女性を母親とする最高裁判例《さいこうさいはんれい》などを踏襲《とうしゅう》したものでした。そして、「このような事態《じたい》は養子制度によって対処するべき問題」と指摘《してき》しています。夫婦は高裁に即時抗告《そくじこうこく》しました。

もう一件は、タレントの向井亜紀《むかいあき》さん、元プロレスラーの高田延彦《たかだのぶひこ》さん夫妻の例です。向井さんは妊娠中に子宮ガンがわかり、子宮と胎児の両方を失いました。アメリカで代理出産を三度試み、三度目に夫婦の精子と卵子を体外受精させてできた胚をアメリカ人女性の子宮に移植、二〇〇三年一一月に双子の男児を得ています。こちらは、配偶者間の体外受精と借り腹の組み合わせです。

向井夫妻は最初の代理出産を始めた時からその事実を明らかにしており、この

最高裁判例

一九六二年に出された判決で、分娩の事実から当然に母子関係が発生すると認めた。民法七七九条では、婚姻外の非嫡出子については母親にも認知権を認めているが、この判決は認知を待つまでもないとして、この条文を解釈によって空文化させた。

向井亜紀

テレビタレント。ガンと代理出産の体験をテレビのワイドショーでイモーショナルに大きく取り上げられ、賛否両論が渦巻く。その代理出産依頼の体験を『会いたかった――代理母出産という選択』（幻冬舎、二〇〇四年一月）にまとめている。

点では前の一件とちょっと事情が異なります。というのは、関西の夫婦の場合は自らが公表を望んだわけではなく、総領事館の調査で代理出産の事実が判明したからです。法務省で一九六一年に「五〇歳を超えた母については事実を確認する」という通達《つうたつ》があり、それにひっかかったのです。

この通達は、当時、未婚《みこん》女性の出産がタブー視されていたため未婚女性の母親が代わりに自分が産んだものとして届け出ることがあり、その防止が目的でした。代理出産などは考えられない時代でしたから、今日の事態を予想してのことではありません。そこで審判でも、この夫婦は「国内でも代理出産の事実を伏《ふ》せた場合の出生届は受理されている」などと主張していました。要するに、わからないように届け出れば受理されている現実があるでしょうというのです。

向井夫妻の場合は、事実を隠そうとしていません。むしろ、積極的《せっきょくてき》に公表し、マスコミで話題になった後には代理母出産を認めるよう講演《こうえん》などで訴えており、代理出産を認めない国や学会（→Q3参照）へ〝挑戦状《ちょうせんじょう》〟を突きつけていると言えます。向井夫妻は、米国の裁判所から実の両親と認める判決を受けているといいます。しかし、出生届を出した先の東京都品川区は、二〇〇四年六月、届けを不受理にしました。日本国内では日本の法律や手続きに従うしかなく、関西の夫婦の例と同じく、子供たちは日本国内での戸籍をつくれない状態にあります。

日本人カップルが海外へ出て代理出産で子供を得るケースは、すでに一〇〇組以上になるといわれています。しかし、初めて公《おおや》けとなったこの二例でも役所は分娩をしていない女性をそのまま母親とは認めない方針でいます。では、代理出産が明らかになった子供たちはすべて、依頼《いらい》夫婦の子供として認めてもらえないのでしょうか。実は日本国内に先例があります。Q3で紹介した、日本初の代理出産を実施した根津医師のケースです。

根津医師は二〇〇一年五月に第一例、二〇〇三年三月に第二例の代理出産を公表しています。第一例では妻の妹が、第二例では夫の義姉がそれぞれ子宮を貸しています。夫婦の精子と卵子の体外受精プラス借り腹という例です。このいずれも、出産した女性を母親として出生届けを出し、依頼夫婦は後に養子縁組《ようしえんぐみ》をしています。根津医師は自分のクリニックのホームページで代理出産のガイドラインを発表し、その中で「生まれた子供は代理出産した夫婦（産みの親）の子供として戸籍に入れ、その後お願いした側の夫婦（実の親）の子供として養子縁組すること」と規定《きてい》しています。

結局、代理出産で産まれた子供たちの法的立場をきちんとするには、このよう

根津医師のガイドライン

他の内容では、「産みの親は、結婚しており子どもがいること。あくまでボランティア精神に終始すること」「生まれた子にいかなる権利も主張してはならない」「経費の範囲を超える金銭の授受を認めない」「医師は、妊娠・出産に関する危険性、問題点を十分説明し、両夫婦が納得したうえで施行する」などがある。

に養子縁組をするのが今の日本でとりうる唯一《ゆいいつ》の方法のようです。ここまでに見てきた事例で明らかなように、代理出産の最大の問題は、子供の法的地位、そしてその後の養育における福祉にあるといえます。成長して行く過程で、あるいは成長し、学校に行ったり、社会人として巣立ってゆく際に、本人にとって不利益《ふりえき》なことがあってはなりません。

ですから、代理出産では、代理出産という医療行為自体の是非とともに、現実に子供たちが生まれてしまっている以上、その子たちの福祉や良好な生育環境《せいいくかんきょう》をどう確保してゆくかという両面から、この問題を考えてゆかなくてはなりません。ただし、この二つの側面は実は、代理出産だけの問題ではなく、人工授精《じんこうじゅせい》、体外受精などにも必然的《ひつぜんてき》に伴《ともな》う問題です。

代理出産でこうした問題がより強く意識されるのは、たとえば母親に絞《しぼ》って見ても、最初に紹介した関西の夫婦の例では遺伝上《いでんじょう》の母、産みの母、育ての母が全部違うことになり、他の生殖補助医療よりも親子関係をいっそう複雑《ふくざつ》にするからです。ほとんど野放《のばな》し状態のアメリカでは、さらに複雑なトラブルがいろいろ発生しています（→Q8参照）。

代理出産という行為自体についても、さまざまな批判があります。いわく——

アメリカや韓国で現実化しているようにビジネス化しており、低所得層《ていしょとくそう》が代理母役を務めている。生命の危険さえある妊娠を他者に強《し》いる。報酬《ほうしゅう》を払って人身売買《じんしんばいばい》をするものであり、人間の尊厳に反する。金銭の授受がなくても、女性の体を出産の道具視《どうぐし》するものだ。自分で育てる意思のない子を生む契約は、子供の基本的人権を害する――などです。

私が雑誌の取材で意見を聞かせてもらったフィンレージの会の鈴木良子さんは、自身が不妊の悩みを抱えるという体験をもつ立場からも、次のように批判します。

「代理出産は、医療が介入しないと不可能な出産。自然にはおきないことです。それを手助けする義務が医療にあるのか。推進派《すいしんは》は医師の使命というけど、これは医療の範囲を超えていると思う。それに、母の定義《ていぎ》を変えることになるかもしれない。人間には思いどおりにならないことがあります。技術があるから使ってもいい、とはいえないでしょう。人体の資源化の問題もありますし、もともとあげたりもらったりできないものをするのだから、なぜしていいのかという説明責任はあちら側にありますよね」(小笠原信之「正念場を迎えた生殖補助医療」、『からだの科学』238号、日本評論社)

また、旧厚生省の生殖補助医療技術に関する専門委員会のメンバーだった明治大学法学部教授の石井美智子さんは、親子関係を築けるか否かという観点から、代理出産に疑問を投げかけます。

「推進側は自己決定《じこけってい》というけれども、これは自己完結《じこかんけつ》できない、第三者を巻き込んだ行為です。第三者に援助《えんじょ》を求めるなら、社会は一定の条件に合う人に援助をすることになります。生まれる子どもの福祉という観点から規制が許されるでしょう。また、女性を道具として扱うようなことは、人間の尊厳《そんげん》を冒すことになるので、規制の実効性を保つためにそうした行為を罰することが必要な場合もあります」(同)

石井さんは問題が発生する前から法制化《ほうせいか》を訴えてきましたが、事実が先行してしまいました。こんな実情を石井さんは、「いろいろな実例が増えれば、既成事実が重みをもっていくことになりかねません。認めるなら認めるで制度化すべきだし、規制するならきちんと条件を明らかにする。ヤミで行なわれるのがいちばんよくない。最大の犠牲者《ぎせいしゃ》は子どもです」と心配します。

鈴木さん、石井さんが主張するように、たしかに代理出産は他の生殖補助医療にも増して自然には起き得ないことであり、第三者を巻き込んだ行為です。私自身もそのあたりに違和感《いわかん》を感じており、「ボランティア精神に裏づけられた美しい愛の行為」「子どもをもつことはだれにでも許される権利」「産めない悩みのカップル

自己決定

たとえば、生殖補助医療の推進を強く主張しているFROM(妊娠出産をめぐる自己決定権を支える会)では、厚生審議会生殖医療部会が法案化の際に骨子となる最終報告書を二〇〇三年四月に発表した時、意見書を提出している。その声明冒頭に「生殖補助医療において、患者、親族、協力者(ドナー等)などの自己決定権を最大限尊重するべきである」「『生まれてくる子の福祉を優先する』との理由で事前に個人の自己決定権に基づく妊娠・出産の権利を制限するべきではなく、自然妊娠による出生児と同等に『生まれてきた子の福祉と人権』を最大限に尊重することが重要である」などを掲げている。詳しくはQ20参照。

に残された手段」「患者のリクエストに応えるのが医師の務め」といった推進側の単純な論理は、説得力が弱いと思います。この問題、次項以降でもさらに考えてゆきましょう。

Q 8 ベビーM事件って、何ですか？

米国では代理出産で生まれた子をめぐり、「ベビーM事件」が起きたそうですね。代理母が出産後に心変わりをして引渡しを拒否したって本当ですか？

代理出産を考える際に忘れられないのが、ベビーM事件です。この事件の裁判を通じて、代理出産をめぐる重要な論点が明らかにされました。これがきっかけになって代理出産を法律で禁止する国が出るなど、大きな影響も与えています。

一九八五年二月、ノエル・キーン弁護士が経営するニューヨーク不妊センターで、一通の代理母契約書に署名《しょめい》が交わされました。署名したのは、代理母となるメアリー・ホワイトヘッドと夫のリチャード・ホワイトヘッド、そしてメアリーに自分の精子を人工授精させて子どもの「実の父」となるウイリアム・スターンの三人。契約書の内容は次のようなものです。

・この契約の唯一の目的は、ウィリアム・スターンと不妊の妻が、彼と生物学的な親族関係でつながった子どもを所有《しょゆう》することを可能にすることである。

ベビーM
　メリサという名の赤ちゃんの頭文字からこう呼ばれている。

・ホワイトヘッド夫妻は、受胎・妊娠・分娩後の健康悪化に伴う、死亡の可能性も含むすべての可能性を理解したうえで、それらの危険を引き受けることに同意している。

・メアリーは人工授精を受け、ホワイトヘッド夫妻は出産後ただちに子どもの養育権《よういくけん》をウィリアム・スターンに譲り渡す。その時点で、メアリーには義務《ぎむ》遂行《すいこう》の代償として一万ドルが支払われる。

・ホワイトヘッド夫妻は代理母の病歴《びょうれき》、家庭歴《かていれき》、経歴《けいれき》を知るための調査に協力する。メアリーとウィリアムは人工授精のたびに、それに先立って性病検査《せいびょうけんさ》を含む徹底的な身体検査《しんたいけんさ》を受ける。メアリーは、タバコ、アルコール飲料、非合法薬物《ひごうほうやくぶつ》、処方《しょほう》を受けていない薬物の摂取を行なわない。羊水診断《ようすいしんだん》を受け、胎児に遺伝的・先天的異常《せんてんてきいじょう》が判明した場合には中絶《ちゅうぜつ》する。

・妊娠五カ月以内の流産《りゅうざん》で子どもが失われた場合には、義務遂行の代償（一万ドル）は一切支払われない。妊娠四カ月以後に流産で子どもが死亡または死産《しざん》した場合は、代償の代わりに一千ドルが支払われる。

（P・チェスラー著、佐藤雅彦訳『代理母　ベビーM事件の教訓』平凡社より）

契約を仲介したノエル弁護士には七五〇〇ドルの仲介料が支払われ、人工授精

羊水診断
羊水中に浮いている、胎児から脱落した細胞を採取して分析する。染色体異常、遺伝子異常などがわかる。詳しくは、Q12参照。

が始まりました。九回目の授精でメアリーは妊娠しました。メアリーの体内でメアリーの卵子にウィリアムの精子を授精させるやり方ですので、人工授精型代理母（サロゲートマザー）と呼ばれる方法です。そして、翌八六年三月、メアリーは女の赤ちゃんを産みました。

ところが、メアリーは赤ちゃんを見て「私にそっくり」と思い、自分で育てる決心をします。依頼夫婦の精子と卵子を用いる「借り腹」（ホストマザー）と違い、サロゲートマザーでは半分の遺伝子が代理母のものですから、当然こういう感情が起こりえます。メアリーは一万ドルの受け取りを拒否し、自分たちホワイトヘッド夫婦の子どもとして出生届けを出しました。これに対して依頼側のスターン夫妻は、代理母契約をたてに子どもの引渡《ひきわた》しを求める裁判を、ニュージャージー州で起こしました。

米国では一九七六年に、世界初の代理母による子どもが生まれています。以後、代理母が各地に広がり、さまざまなトラブルも発生していましたが、ベビーM事件はマスコミで大きく取り上げられ、全米を巻き込む話題になりました。代理母の心《こころ》変《が》わり、二組の「親」の綱引《つなひ》きに翻弄《ほんろう》される乳飲《ちの》み子《ご》の行方、非人間的とも言える代理母契約の内容などについて、熱っぽい議論が飛び交ったのです。

八七年三月、ニュージャージー州地方裁判所は代理母契約を有効とする判決を下しました。判決にもとづきベビーMは警察官により連れ去られ、スターン夫妻に渡されました。ところが、上告審では逆転判決《ぎゃくてんはんけつ》が出ます。八八年二月、州最高裁は、金銭の伴う代理母契約は乳幼児売買《にゅうようじばいばい》を禁止する州法と「公序良俗《こうじょりょうぞく》」に反し無効として下級審判決を一部破棄《はき》して差し戻し、父親をウィリアム・スターン、母親をメアリー・ホワイトヘッドと認定しました。血縁のある者を父親と母親にしたのです。養育権《よういくけん》はどちらも対等なのですが、離婚の場合に準《じゅん》じ「子どもの最善の利益にしたがって」父親のウィリアムに養育権を認め、母親のメアリーには訪問権《ほうもんけん》を認めました。そう判断する根拠は、次のようなものです。

「ホワイトヘッド家の生活は、安定していると言うには疑問があった。家計の逼《ひっ》迫《ぱく》は深刻であった。ホワイトヘッド氏の就業状態《しゅうぎょうじょうたい》は比較的安定していたが、アルコール中毒のために失業の危機に常時直面していたし、この障害を克服《こくふく》できていない様子であった。ホワイトヘッド夫人は久しく就業しておらず、しかも過去二回の就業はパートタイム労働であった」（前掲『代理母　ベビーM事件の教訓』）

ホワイトヘッド家にはすでに二人の子どもがいました。しかし、夫はアル中で常に失業の危機にあり、台所はいつも火の車でした。それゆえの代理母契約であっ

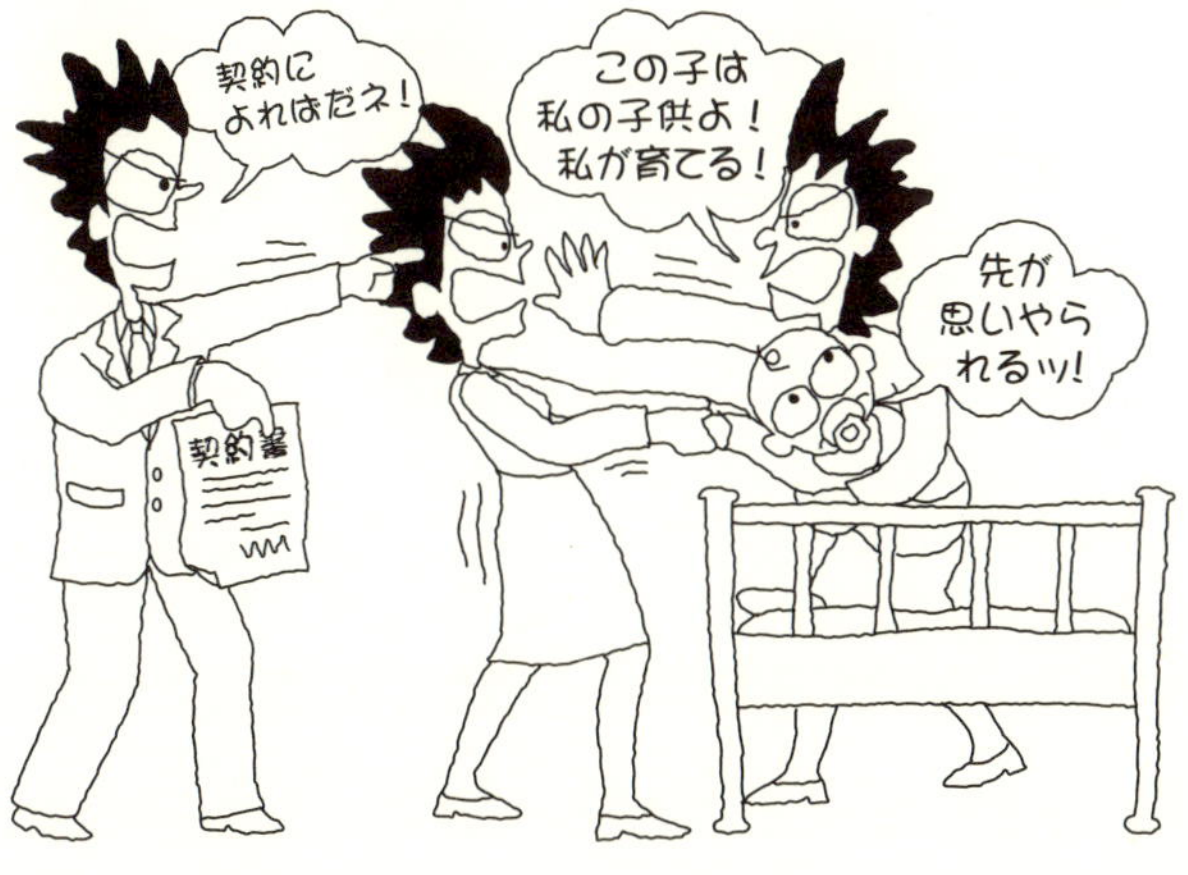

先が思いやられるッ!
この子は私の子供よ！私が育てる！
契約によればだネ！
契約書

たことは、容易に想像がつきます。それに対して、依頼側のスターン夫妻は、夫が生化学者《せいかがくしゃ》、妻が小児科医で、安定した豊かな生活と恵まれた生育環境が用意できそうです。

事実、下級審ではスターン夫妻のほうが子どもの教育に強い関心を示していたことが強調《きょうちょう》されました。ところが、最高裁は「当該児童《とうがいじどう》への最善の利益を測定・評価する目的は、知識階級《ちしきかいきゅう》への新参者《しんざんもの》を創り出すことではなく、幸福な人生が期待できる人格円満《じんかくえんまん》な人物を形成して行く点にあるのだということを見逃してはならない。……（教育環境以外にも）数多くの要素を勘案《かんあん》して、一人の人間が将来に享受《きょうじゅ》しうる幸福について審判をくださねばならない」（同）と釘を刺します。そのうえでの判断だというのです。

こうして事件は一件落着となったのですが、最高裁判決ではベビーM事件の代理母契約を無効とはしましたが、すべての代理母契約を禁止したのではありません。

「本訴件《そけん》で用いられた代理出産契約は現行諸法規《しょほうき》によって容認《ようにん》され得ぬことが判った。だが、代理母が自発的意思により無償で代理出産の母役を遂行《すいこう》し、その代理母が心変わりを起こし自らの親権を主張することも権利として認められている場合

には、その代理出産を禁ずる法律上の理由はどこにも存在していないことも判った」（同）

判決は代理出産を養子縁組の枠組みでとらえ、金銭授受が伴う限り無効なのだと判断しているようです。次のようなくだりもあります。

「これは小児売買であり、さもなければ少なくとも、母親のわが子に対する権利の売買である。それを買った人物の一人が実の父であったことが、唯一の慰めであろう。とにかく養子縁組に関わる金銭の支払いを禁ずる根拠となるような諸悪《しょあく》の根《こん》源《げん》のすべてが、ほとんどここに集約されているのである。……自分の生命が商品として取引され、金がほしい一心で妊娠を引き受けた女から自分が産みだされたと知った時に、子どもが蒙《こうむ》る衝撃。自分の身体ばかりか我が子まで他人に売り渡してしまったという途方もない現実に気づき、絶望的な孤立感《こりつかん》に襲われた時に、実の母が蒙る衝撃。そして、実の父と養母が、自らの行為がもたらした結果の大きさを思い知ったあとで、蒙る衝撃。――代理出産契約がもたらす長期的な影響は、未だ明らかになっていない。しかし、それは恐るべきものなのだ」（同）

この「長期的な影響」の中身がはたして「金銭の支払い」だけから生じているのか、私にははなはだ疑問です。生命の危険さえ承知の契約を交わし、九カ月にも及ぶ長期間にわたって身体と生活を管理・コントロールされ続ける、羊水検査など胎児の異常診断《いじょうしんだん》を義務づけられて異常発見時には容赦《ようしゃ》なく中絶させられる、産みの苦しみと喜びという根源的な母性感情を最初から無視した契約を交わす、契約はほとんど「富める者」が依頼者で「貧しき者」が代理母になっている、などなど、金銭授受以外にも代理出産自体がはらむ問題はきわめて多く、大きいのではないでしょうか。

今、代理出産はドイツ、フランスでは法律で禁止、日本では日産婦会告と厚生審議会生殖補助医療部会の最終報告で禁止されていますが、英国では商業的代理母のみ禁止、米国では連邦法での規制はなく、商業的代理母を許している州もあります。

金銭授受

一九八五年の調査では民間の媒介機関は三〇社あり、報酬の平均は一万ドル程度。白人の方が黒人より報酬額が高いという。

Q9 代理出産のあっせん業者もいるそうですね。盛況なのですか？

日本では法律で禁止されているのに、外国での代理出産をあっせんする業者がいるそうですね。どんな実態があるのでしょうか？　利用する人は多いのですか？

試みにインターネットの検索エンジンに「代理母」と入力すると、すぐに何件かのあっせん業者が探せます。業者のホームページには、代理出産のシステム、具体的手続き、費用などがかなり詳しく書かれています。いずれも米国か韓国で代理出産を依頼するもので、日本人相手の代理出産ビジネスは主にこの二国で成り立っているようです。両国とも金銭の授受を伴う代理出産を禁じていないからです。

報道などによると、米国では毎年一〇〇〇人ほどの子どもが代理出産で生まれているそうです。日本人カップルも米国で代理出産の子どもを得ているようですが、実数はわかりません。韓国では姉妹など親族間を中心に年間一〇〇例以上の代理出産が実施されており、米国よりも近くて費用も安いので、最近は日本人の依頼も増えているそうです。米国の実情を紹介するこんな記事があります。

米国

連邦法では代理出産による規定がないので、各州の法律で対応が異なる。カリフォルニア州では二〇年ほど前から代理出産がビジネス化されている。全米での代理出産による子どもは一〇〇〇人くらいで、代理出産関連の裁判はこれまでに合計一〇〇件ほどになると見られている。人工授精型代理出産の減少や、あっせん業者が「問題」を起こさない代理母を選ぶようになったことから、最近は訴訟が減っているという。

「米国で代理出産ビジネスは盛況《せいきょう》のようにみえる。カリフォルニア州だけでもあっせん業者は四〇近く。日本人の通訳を雇《やと》うところも増えた。『金払いがよく、医師にあまり質問や文句を言わない日本人はいい顧客《こきゃく》なんです』。ある業者はこう明かす」（「朝日新聞」二〇〇一年七月一八日付朝刊）

日本国内初の代理出産が公表されて二カ月後の二〇〇一年七月、朝日新聞は三回にわたって韓国、英国、米国の代理出産事情をレポートしました。その米国レポートの一節です。しかし、この記事は続いて、ネバダ州の日本人向けあっせん業者が二年前から代理出産の依頼を受け付けなくなったことも紹介しています。

「代理出産は一件一〇〇〇万円以上のビジネスだが、業者側の取り分は約三〇〇万円。出産までに数年間かかり、手間と気苦労《きぐろう》も多い。それなのに依頼人の九割は子どもを手にすると、一切接触してこなくなる。（業者は）『突然関係を切られると、何のために苦労したのかと思ってしまう。金銭面も含め、割りに合わない』と話す」

海外へ出て秘密裏《ひみつり》に子どもを得た側としては、子どもを得た後はひっそりとしてほしいと思うのかもしれません。代理母への報酬はこの当時、平均で約二五〇万円。でも、高いお金を払ったから、後はビジネスライクにとはいかないはずです。

韓国

妊娠して出産した人が母親になるのは日本と同じで、依頼夫婦が子どもの親になるには養子縁組するしかない。しかし、姉妹間などで代理出産を行なう例が多いので、自宅で産んだことにして実子の届出をする例が多いという。九二年に日本人夫婦がソウル市内の病院で借り腹型代理出産をしたのをはじめ、その後も同様の依頼例がある。韓国政府は代理出産禁止の法案を検討中だ。

英国

一九八五年一月、米国のあっせん業者を通じて米国人夫婦のために代理出産したベビー・コットン事件（→Q10参照）が起きたのが、英国の代理出産第一例。大きな反響を呼び、英国政府は委員会を設けて規制を検討、同年七月、営利を目的とす記事は、日本人夫婦の依頼により双子を産んだ米国人女性の談話も載せています。

「体外受精で血がつながっていないから、平気だと思っていました。でも子どもを手渡したときはとてもつらかった」

この女性はつわりがひどく、産後の肥立《ひだ》ちもよくありませんでした。しかも、出産後は依頼人側との意思疎通《いしそつう》がうまくいかず、仲たがいをしたそうです。代理母について、女性の子宮を道具視しているという批判が聞かれます。どうやら代理出産を依頼する日本人カップルの中には、こうした批判がそのまま当てはまるような振る舞いをする人たちが少なくなさそうです。私が取材した中にも似た事例がありました。一九八八年に日本で最初に代理出産のあっせんを始めた女性は、この仕事を続ける心の揺れ動きをこう語っています（二〇〇四年五月取材）。

「つねに迷いがあります。日本人があまりに自分のことしか考えず冷たいので、もうやめようかと思ったことがありました。代理母の夫は出産に立ち会うのに、依頼者の夫は来ない。先方《せんぽう》は死のリスクさえ負っているのに、さっさと帰って礼状《れいじょう》一つ差し上げない。これでは相手の気持ちを裏切り、〈産む道具〉批判も否定できません」（鷲見侑紀さん談話。小笠原信之「正念場を迎えた生殖補助医療」、『からだの科学』二三八号、日本評論社）

る代理出産のあっせんと広告を禁止する法律をつくった。

この女性のオフィスがそれまでに扱ったのは六〇例、そのうち一七例が双子、一例が三つ子でした。多胎妊娠《たたいにんしん》の場合は未熟児《みじゅくじ》が生まれやすく、経費も余分にかかります。「日本人はアメリカの健康保険がありませんから、治療費などに全部で最高九〇〇〇万円（一カ月早く出産した場合の通常平均一五〇〇万円〜二〇〇〇万円）もかかり、それを値切らされた例がありました」と言います。

業者のホームページでは米国で依頼する場合はどこも費用を一〇〇〇万円以上（現地滞在費など諸々を含む）と明示してありますが、それはあくまで一回の体外受精（あるいは人工授精）と胚移植で妊娠・出産が成功した場合です。回を重ねれば当然費用もかさみ、生まれた子が未熟児であれば治療などにさらに相当な出費が必要となります。一カ月早い出産でも一五〇〇万円かかるとしたら、総計二五〇〇万円〜三〇〇〇万円は必要なわけです。このため、先のオフィスでは減数手術《げんすうしゅじゅつ》を契約条件に入れるようにしたそうです。

こうした費用だけを見ても、依頼できるカップルは限られてきそうです。減数手術で多胎児の出産が防げるとしても、倫理的に問題が多く、やむをえない場合の手段として追認《ついにん》されている減数手術を、最初から契約条件に入れることには疑問を感じます。ともあれ、こうまでして何がなんでも子どもがほしいと思って海外に出かけるカップルが、少なからずいることは間違いありません。そして、ビジネスなのだからと金の力に頼り、現地で不評《ふひょう》を買っている人たちもいるのです。

代理出産はふつう、カップルの女性側が、子宮ガンや子宮欠損症《しきゅうけつそんしょう》、多発性筋腫《たはつせいきんしゅ》、妊娠はするけど出産にまではこぎつけられないなどの場合に、行なわれます。卵子と子宮に着目して分類すれば、①卵子は採れるが子宮がない、②卵子が採れず、子宮もない――という二つのタイプになります。①は夫の精子と妻の卵子を体外受精させ、第三者の子宮を借ります（借り腹、ホストマザー）。②は夫の精子を第三者の女性の体内で卵子に人工授精させ、そのまま育てます（代理母、サロゲートマザー）。

最近の米国では①のタイプが主流になっています。体外受精の技術が向上してきたことも背景にありそうです。ところが、英国では人工授精タイプのほうが多いそうです。というのも、英国では体外受精の費用が一回一〇〇万円もして高いからです。代理出産を引き受けた女性が依頼者の精子を自宅で注射器を使って子宮に注入する例が多いそうです。英国では非商業的代理出産だけしか認められていないのですが、一五〇万円～二〇〇万円の報酬が女性に払われ、当の女性も多くが代理母を「職業」と考えているといいます（「朝日新聞」二〇〇一年七月一二日付朝刊）

国によってこうした違いはあるようですが、多くがこの二つのタイプであることは間違いありません。ところが、現実にはこの二つの型に収まらない代理出産も行なわれています。卵子を第三者から提供してもらい、それを夫の精子と体外受精させ、できた胚（受精卵）をさらに別の女性の子宮に移植します。その場合には、卵子バンクなどで日本人の卵子を買うなどします。ここまでの三つのタイプはどれも、精子、卵子の両方あるいはいずれかが夫婦のものであり、夫婦と子どもの間に血縁があります。

ところが、驚くことに、血縁がまったくない第四のタイプの代理出産が日本人カップルの依頼で米国で行なわれているそうです。つまり、別の夫婦の余剰胚を第三者の二人の女性の子宮に移植させた例です。これを聞いた時、私はわが耳を疑いました。まったく血のつながっていない子どもを、二人もの第三者女性を使って得ようとする、その心理が私にはなかなか理解できません。養子縁組ではいけないのでしょうか。

子宮がなくて産めないから他の女性の子宮を借りる、卵子も子宮もないけどせめて夫と遺伝的につながっている子どもをもちたいので他の女性の卵子と子宮を借りる――。代理出産の是非はおくとして、ここまでの心理は私にも理解できます。

第四のタイプはそうした血縁主義を完全に否定しているのです。

背景には、養子縁組が難しくなってきている事情があるのかもしれません。あるいは、妊娠・出産のプロセスに立ち会え、生まれたばかりの赤ちゃんの時から育てられるという利点があるのかもしれません。法律上も、他のケース同様、代理出産の事実を隠して役所に届け出れば、最初から実子《じっし》として扱ってもらえます。さらに、精子、卵子、胚の提供者の容姿や性格、血液型、家系などを選び、カップルの希望に近い子どもが得られるかもしれません。

なるほど、こう考えるとそれなりのメリットはありそうです。でも、このメリットはあくまで子どもを望むカップルのものです。夫婦のエゴ、親のエゴとは言えないでしょうか。

事実を隠して役所に届け出
タレントの向井亜紀さんなどの例でもあきらかだが、日本では出産した女性が母親とされる。代理出産の場合には、出産後に依頼夫婦と子どもの間で養子縁組をしないといけないが、代理出産の事実を隠して実子として届け出れば、書類が整っている限り届けが受理される。「正直者がバカを見る」との批判もある。

Q10 生殖補助医療に伴うトラブルには、どんなものがあるのですか？

ベビーM事件以外にも、世界各国で様々なトラブルが発生しているようですね。どんなものがあるのか教えてください。日本でもトラブルは生じていますか？

ここ二〇年間ほどの生殖補助医療の進歩はめざましく、どこの国でも現行法がその進歩に追いつけないでいるのが現状のようです。そこで新たな医療技術が試みられるたびに社会的に大きな波紋《はもん》を呼び、裁判などで現実的決着《げんじつてきけっちゃく》をはかり、後を追って法律が制定されるということが繰り返されているようです。日本ではまだ表面化している事例が多くはないので、外国の事例を中心に紹介します。

人工授精・体外受精

・夫の死後の授精・受精　一九八四年にフランスで起きたクレテイユ事件では、夫が生前に精子銀行に預けておいた精子で人工授精しようとした妻が、銀行側に精子の返還を拒否されたので裁判所に訴え、返還が認められています。アメリカでは、自殺した男性が残した保存精子の処分をめぐって前妻の子どもたちと後妻が争うヘヒト事件が起きています。夫は後妻のヘヒトに保存精子に関わる権利を譲《ゆず》る遺言を残していましたが、検認裁判所は精子の破壊《はかい》を命じ、カリフォルニア州控訴裁判所《こうそさいばんじょ》は差し戻し、夫の死後に人工授精ができる可能性を残しました（石井美智子『人工生殖の法律学』有斐閣）。

日本では、亡夫《ぼうふ》の精子で体外受精して出産した子どもを妻が夫の子として認知《にんち》するよう求めていた事件で、二〇〇四年七月、高松高裁が訴えを認めました。夫が生前に同意していたと判断したうえで、「妊娠時の父の生存を認知の要件とする理由はなく、男児と父との間に自然発生的な親子関係がある」と認定しました。夫は九九年に病死《びょうし》し、凍結保存しておいた夫の精子で妻が妊娠し、二〇〇一年に出産しました。しかし、民法では夫婦関係消滅後三〇〇日以上たってから生まれた子は嫡《ちゃく》出子《しゅつし》と認められず、出生届が不受理となり、訴えを起こしていました。

・精子取り違え事件　一九八六年一二月、米国のニュージャージー州で、夫の精子による人工授精を受けた白人夫婦の妻に、黒人の子が生まれる事件が起きました。末期《まつき》がんの夫が放射線治療《ほうしゃせんちりょう》を受ける前に精子を精子銀行に保存しました。一年後に妻が夫の精子と信じて人工授精を受けて妊娠、八六年四月に出産しました。夫は八

放射線治療を受ける前に精子を精子銀行に保存

精子に限らず、卵子についても、放射線治療などの前に採取してバンクに預けて凍結保存させておく方法は、現実に広く行なわれているようだ。

九年に亡くなりました。ところが、外見が黒人なので、DNA鑑定してみると夫の精子とは一致せず、妻が精子銀行と人工授精実施施設を相手取り、損害賠償《そんがいばいしょう》を求める訴えを起こしました（前掲『人工生殖の法律学』）。

・ハパランダ事件　一九八三年にスウェーデンの最高裁で判決が出た事件です。不妊の夫婦が人工授精（AID）を三回やって失敗し、四回目に病院へ行く途中、車の中で口論となり、気が変わった夫が降りて帰ってしまいました。でも、妻が一人で病院へ行って人工授精した結果、成功して子どもが生まれました。ところが夫婦の仲はすっかり冷めてしまっており、二人は離婚、夫が父性《ふせい》の否認《ひにん》を求めて提訴《ていそ》したものです。最高裁判決は、夫の言い分を認めました。

この事件は係争中《けいそうちゅう》からマスコミで大きく取り上げられ、政府も人工授精の審議《しんぎ》会を設け、八三年には「人工授精法《じんこうじゅせいほう》」をつくりました。同法では、人工授精を行なうには必ず夫の同意を書面で得なければならないことや、精子提供者の資料を七〇年間保存し、人工授精で生まれた子は相当の年齢に達した時にその資料を入手できることなどが定められました。

同種《どうしゅ》の事例としては、旧西ドイツで八三年に連邦通常裁判所《れんぽうつうじょうさいばんじょ》がやはり夫の嫡出否認権を認めています。日本でも九八年一二月、大阪地裁が夫の了解なしにAID

を行なって生まれた子どもの親権をめぐる裁判で、夫婦間で書面を作成していないので夫の合意《ごうい》があったとは認められないとして、父性を否定しています。また、九八年九月、東京高裁は、離婚した元夫婦がＡＩＤで生まれた子の親権をめぐって争った事件で、ＡＩＤに同意した夫の親権を認める判決を出しています。

・冷凍受精卵の所属をめぐる事件　冷凍保存しておいた体外受精卵は夫のものか、妻のものかを焦点とする離婚訴訟が米国テネシー州であり、八九年九月、同州ブラウント郡巡回裁判所は「体外受精卵は所有物《しょゆうぶつ》ではなく、生命である」として妻側の主張を認めました。妻が卵管妊娠で不妊症になったため体外受精を試み、七つの受精卵が凍結保存されていました。訴訟で、妻側は「受精卵は手術や長年の努力で得た『生命』である」と主張し、将来自分で産み、育てる権利を求めていました。夫側は、「受精卵は夫婦の共有の財産であり、妻側にのみ裁量権を認めることは、子どもをつくるかどうかを選択する権利を夫から奪《うば》うことになる」と反論していました。

代理母

有名なベビーＭ事件以外にも、いろいろな訴訟《そしょう》が起きています。

・ベビー・コットン事件　一九八五年一月、不妊の米国人夫婦が米国の代理母あっせん業者を通じて英国人女性キム・コットンに依頼《いらい》した代理出産が行なわれ、女児が生まれました。英国初の代理出産でした。日本円にして当時で一一五万円の報酬《ほうしゅう》が支払われ、出産後、コットンは親権を放棄しました。米国からかけつけた夫婦はすぐに子どもの監護権《かんごけん》を認めるよう裁判所に求め、英国高等法院《えいこくこうとうほういん》により訴えが認められ、子どもを米国に連れ帰りました。この直後、英国政府は「代理出産取り決め法」を制定し、営利目的《えいりもくてき》の代理出産のあっせん、広告を禁じました。ただし、非営利の代理出産は認めています。

・マルチナ事件　同じ八五年の三月に旧西ドイツで起きた事件です。五人の子どもをもつ既婚女性が、知り合い夫婦の代理母としてマルチナという子を産みました。しかし、依頼夫婦は当局からマルチナを養子にできないと言われてあきらめ、代理母夫婦が引き取りました。ところが当局は、代理母が依頼夫婦にマルチナを引き渡す恐れがあると見て、マルチナを孤児院《こじいん》に入れてしまいました。代理母夫婦が引渡しを求め、ベルリン上級地裁はその訴えを認めています（前掲『人工生殖の法律学』）。

・アンナ対カルバート事件　ベビーM事件は人工授精型代理出産（サロゲートマザ

キム・コットン
　キムは代理出産から三年後の八八年、代理出産をあっせんする民間団体「COTS」を立ち上げ、ボランティアで代理出産を引き受ける女性と依頼人の仲立ちをしている。「代理母の立場にたった代理出産」がモットーだが、「朝日新聞」二〇〇一年七月一二日付朝刊は「COTOSは法違反すれすれ」と保健省担当者らが批判的に見ていることを紹介している。

ー）で代理出産した女性が出産後に心変わりして子どもの引渡しを拒否した事件でした。こちらは、体外受精型代理出産（借り腹、ホストマザー）で、子宮を貸した女性が妊娠中に心変わりした事件です。

白人の裕福《ゆうふく》なカルバート夫婦は妻が子宮を摘出しており、黒人の看護婦《かんごふ》アンナ・ジョンソンとの間に出産と引き換えに一万ドルを払う代理出産契約を結びました。体外受精させた夫妻の受精卵をアンナに移植《いしょく》し、妊娠七カ月になった時、アンナは子どもを自分で育てると宣言、養育権を求めて提訴しました。九三年五月、カリフォルニア州最高裁は一審同様、アンナの訴えを退けました。遺伝的なつながり（カルバート夫妻）と分娩（アンナ）のどちらも母親であることを証明するものだが、両者が二人の女性に分かれる場合に決定的な要素は、どちらが自分の子どもを育てる意思で出生に関わったかであるというのが、判事《はんじ》六人中五人の多数意見でした。そして、カルバート夫妻の妻を母親と認めました。唯一の女性判事が「妊娠・出産をした女性は保育器《ほいくき》がわりではない」と少数意見を述べ、アンナ側に立ちました。

結局、代理母は母親として認められなかったわけで、ベビーM事件とは反対の結果となりました。遺伝的つながりのあるサロゲートマザーと、つながりのないホストマザーの違いも影響しているのでしょうか。

このほかに、生まれた子が障害を負っていたり、代理母がＨＩＶ感染者だったために子どももＨＩＶ感染して生まれて、依頼主と代理母の双方が引取りを拒否したり、人工授精で代理母に産んでもらった子供を独身男が虐待死《ぎゃくたいし》させるなど、悲惨《ひさん》な事件も起きています。これらいずれのケースを見ても、そこで問われているのは親子、夫婦、家族の関係です。従来の家族法《かぞくほう》は生殖補助医療のここまでの発展、普《ふ》及《きゅう》を予想すらしていないため、対処しきれず、個別の裁判で事の是非と具体的対処法が問われているのです。その裁判も、米国では各州で法律や考え方が違い、似た事例に異なる判断がなされていることがあるようです。あるいは、その違いは国によっても見られ、まさに世界中が決定的な判断基準をもたない実情が透《す》けて見えます。

次項では、生殖補助医療にまつわる親子関係の認定問題《にんていもんだい》にしぼって、今、どんな判断が主流になっているのかを見てみます。

独身男性が虐待死

九五年一〇月、米国ペンシルベニア州で起きた事件。アメリカでは、独身女性、同性愛カップルが生殖補助医療の助けを借りて子どもを得る事例も少なくないという。

Q11 精子や卵子、子宮を借りた場合に、誰が子どもの親になるのですか？

いろいろ借りて子どもをつくると、父親や母親が複雑になりそうですね。どうやって実の親子関係を決めるのでしょうか？　何か原則のようなものがあるのですか？

外国で生殖補助医療がらみで親子関係をめぐる訴訟が数多く発生しているのは、Q10で見た通りです。日本でも、今後増えてゆくことが予想されます。そこで、法《ほう》務大臣《むだいじん》の諮問機関《しもんきかん》である法制審議会《ほうせいしんぎかい》が「生殖補助医療関連親子《おやこ》法制部会」を設置、二〇〇一年四月から審議を重ね、〇三年七月に中間試案を発表しました。いわば業界の自主基準である日産婦の会告では限界があり、現行民法の親子関係の条文でも対処しきれないので、きちんとした法制化を考えようというものです。

試案の中身は先行する諸外国の関連法を参考に、かつ現行民法《げんこうみんぽう》との整合性も図ろうとしています。対象としている生殖補助医療は、厚生科学審議会生殖補助医療部会が出した最終報告書（〇三年四月）で認める方向を打ち出したもの（以下「制度枠組み」と呼ぶ）を中心に考えており、代理出産は対象外としています。今後、生殖補助医療に関する親子関係を定める法律を作るときには、これが基本となるはずです。内容は次の三つです。

第一〈卵子または胚の提供による生殖補助医療により出生した子の母子関係〉

女性が自己以外の女性の卵子（その卵子に由来する胚を含む）を用いた生殖補助医療により子を懐胎《かいたい》し、出産したときは、その出産した女性を子の母とするものとする。

（注）「制度枠組み」に従って第三者から提供された卵子を用いて妻に対して行なわれる生殖補助医療に限らず、同枠組みでは認められないもの、または同枠組みの外で行なわれるもの（独身女性に対するものや借り腹等）をも含む。

第二〈精子または胚の提供による生殖補助医療により出生した子の父子《ふし》関係〉

妻が、夫の同意を得て、夫以外の男性の精子（その精子に由来する胚を含む。以下同じ）を用いた生殖補助医療により子を懐胎したときは、その夫を子の父とするものとする。

（注1）このような生殖補助医療に対する夫の同意の存在を推定するとの考え方は採らないこととする。

諸外国の法律

英国は「ヒトの受精および胚研究に関する法律」（一九九〇年）、ドイツは「養子あっせんおよび代理母あ

（注2）この案は、法律上の夫婦が第三者の精子を用いた生殖補助医療を受けた場合のみに適用される。

第三〈生殖補助医療のため精子が用いられた男性の法的地位〉

1⑴制度枠組みの中で行なわれる生殖補助医療のために精子を提供した者は、その精子を用いた生殖補助医療により女性が懐胎した子を認知《にんち》することができないものとする。（※1の⑵と2、注は省略）

順にかんたんに解説します。

「第一」は母子《ぼし》関係の定めです。卵子提供、あるいは提供卵子に由来する胚を用いたときには、子どもと血縁でつながる女性と、子を産んだ女性の二人がいます。その場合に、〈子を産んだ女性を母とする〉と決めています。これは諸外国の法律でも採用している共通原則と言えます。そうする理由として試案では、「出産という外形的事実《がいけいてきじじつ》により客観的《きゃくかんてき》な基準で決められる」「自然懐胎の事例と同様に取り扱えるようになる」「懐胎し出産する過程で母性をはぐくむので、子の福祉の観点から合理性がある」「当該医療《とうがいいりょう》を受けた女性が育てる意思を持つのに対し、卵子提供女性はその意思をもたない」という四点です。制度枠組みで認めていない借り腹に

っせん禁止に関する法律」（一九八九年）、「遺伝子技術規制法」「胚保護法」（一九九〇年）、フランスは「生命倫理法」（一九九四年）と総称される三つの法律、スウェーデンは「人工授精法」（一九八四年）、「体外受精法」（一九八八年、二〇〇二年改正）、米国は各州法で生殖補助医療で出生した親子関係についての定めがあり、それら州法のモデルとして「統一親子関係法」（二〇〇〇年）と「援助された妊娠による子どもの地位に関する統一法」（一九八八年）がある。

この各国の中で代理出産を認めている英国（非営利のみ）と米国（営利も）では、どちらも出産した女性を母としながらも、英国は「裁判所の親決定により」、米国では「有効な代理出産契約にもとづいて」依頼夫婦の子とする途が開かれている。

ついても適用するのは、結局、依頼女性を母としないので、借り腹を否定する制度の趣旨《しゅし》と合致《がっち》するからです。また、血縁《けつえん》のつながりがある女性と、分娩した女性が一致する場合（自然懐胎、配偶者間の人工授精・体外受精、精子提供型、代理母型）は現行民法の規定で間に合うと見ています。

「第二」は父子関係についてです。提供精子、あるいは提供精子に由来する胚を用いたときには、夫婦の夫と子どもとの間に血縁関係がありません。それでも、試《し》案《あん》では「夫の同意を得て……懐胎したときは」夫を父と認めると定めています。これも諸外国の多くの規定と共通する考えです。試案ではその理由を、「当該医療を受ける夫婦が、子を設けることを希望している」「同意した夫は、自らの子として引き受ける意思を有していると考えられる」と説明しています。これは夫婦のみに適用され、事実婚《じじつこん》については認めていません。また、同意は精子提供型医療《せいしていきょうがたいりょう》の実施時に存在している必要があります。

「第三」は、精子提供者の法的地位についての定めです。精子提供者は子どもとの間に血縁関係があるため、現行民法では任意認知《にんいにんち》（第七七九条）か認知の訴え（第七八七条）により親子関係が生ずる可能性があります。そこで精子提供者が子どもの父にはなれないことを定めたのですが、当該医療を受けた妻の夫と子どもの

任意認知（第七七九条）
嫡出でない子は、その父または母がこれを認知することができる。

認知の訴え（第七八七条）
子、その直系卑属またはこれらの者の法定代理人は、認知の訴えを提起することができる。ただし、父または母の死亡の日から三年を経過したときは、この限りではない。

間には「第二」の規定により嫡出《ちゃくしゅつ》父子関係《ふしかんけい》が発生するので、「第三」はことさらに言うまでもないことです。しいて言えば、「第二」で父子関係が定まらない例外的状況でも、精子提供者が父親になることはできないと定めていることになります。外国の法制では、ドイツやスウェーデンでは特段《とくだん》の規定を置かず、英、仏、米では試案同様、精子提供者の親子関係を否定しています。

以上を整理すると、母子関係は出産した女性が母、父子関係は生殖補助医療を受けた妻の夫が同意を条件に父——ということになります。これは、厚生審議会で認めた生殖補助医療の新たな枠組みに沿っての基本的な親子認定基準と言えます。つまり、認められるのは第三者の胚提供までで、代理出産はだめであり、その範囲内での親子認定基準ということです。

ですから、「第一」の規定が想定している女性は、あくまで卵子はなくとも子宮はある人に限られます。子どもを得たいと思っている女性が、第三者から提供された卵子や胚を自分の子宮に移植して出産するケースなのです。ところが現実には、卵巣はあるけれど子宮がない女性もいます。この人たちは代理出産に頼ることになりますが、これは禁止されており、試案でも「第一」の（注）を適用すると代理出産した女性が母親になってしまいます。

卵巣が無いか、子宮が無いか。その無い部分の違いで、正反対の結果が生じます。しかし、子宮を借りることは妊娠・出産という大仕事を第三者にお願いするわけで、精子や卵子、胚を借りることとは質的に異なりそうです。それゆえの違いと見ればよいでしょうか。

新たな制度枠組みに至る流れは、半世紀余の歴史があって広く普及《ふきゅう》している提供精子による人工授精は認めざるをえない、ならば提供精子による体外受精も同じだ、では精子を認めて卵子の提供を否定する理由は無い、じゃあ精子も卵子も認めたのなら胚（受精卵）の提供も認めざるを得ない——ということのようです。しかしこれでは、なぜそれらを認めるかという根本的議論《こんぽんてきぎろん》抜《ぬ》きの、なし崩し的現実追認《げんじつついにん》としか言えません。たとえば、「第二」で対象外とされた事実婚も外国では認める例がありますし、複雑な現実を試案ですべてカバーできるかどうかも疑問です。

従来の夫婦間の自然分娩による出生では、親子の認定をめぐって複雑な法律問題はほとんど生じませんでした。生殖補助医療の発達が、血のつながりのある遺伝上の父母、養育をする社会的な父母、分娩をする母などの違いを生じさせました。各医療の利用形態《りようけいたい》によりこれらが複雑な態様《たいよう》を見せており、それを整理しようとするのが各国の法制であり、日本の試案です。裁判で判例を重ねるのも一つの方法ですが、似た事例でも判決が分かれることもあり、争訟《そうしょう》の当事者にとってもどちらに転ぶか、賭《か》けのような要素があります。現実にトラブルが多発する前に、立法で基本を定めておく必要があるでしょう。いずれにせよ、最大の被害者は不安定な地位に置かれる子どもです。

親子関係を考える際に、重要な要素があります。血縁（遺伝的つながり）、意思（自分の子どもをもとうとする気持ち）、妊娠・出産（九カ月間の過程）、養育（実際に育てうる条件）です。裁判ではこれらの要素に配慮して判例《はんれい》が積み重ねられてきました。男性の発想では血縁重視に傾《かたむ》きがちですが、女性側視点では妊娠・出産の過程を経て育《はぐく》まれる母性を重視するようです。各国の法制や日本の試案でも、この女性側の見方を軸に組み立てています。

この考えは、日本の民法にも見られます。嫡出母子関係は子の懐胎および出産の事実から発生するものと解釈《かいしゃく》され（第七七二条）、嫡出でない子についても最高裁判決（一九六二年）で「原則として認知を待たず分娩の事実により発生する」と解されています。そして、夫と子どもとの嫡出父子関係は、妻が懐胎した子は夫の子であると推定され（第七七二条）、夫のみが一定期間内に訴えにより嫡出父子関係を否認《ひにん》できる（第七七四条）とされています。つまり、母子関係確定が先で、そ

民法第七七二条

①妻が婚姻中に懐胎した子は、夫の子と推定する。②婚姻成立の日から二〇〇日後または婚姻の解消もしくは取り消しの日から三〇〇日以内に生まれた子は、婚姻中に懐胎したものと推定する。

民法第七七四条

第七七二条の場合において、夫は、子が嫡出であることを否認することができる。

れに付随《ふずい》して夫たる男性の父子関係が決まるのです。これは諸外国でも伝統的な考え方でもあり、生殖補助医療に関する法制もこの延長上で整合性《せいごうせい》をもたせようとしていることがわかります。

Q12 出生前診断がずいぶん進歩したそうですね。どんなものがあるのですか？

超音波検査をはじめトリプルマーカー検査、受精卵診断など、さまざまな種類があるようですが、それぞれの検査で何がわかるのですか？

妊娠や胎児の状況を知るために行なわれる出生前診断《しゅっしょうぜんしんだん》には、いろいろな種類があります。その方法や具体的目的は異なり、検査によって判明することも違います。また、安易《あんい》な利用は命の選別《せんべつ》という社会的、倫理的な問題につながる恐れもあり、受ける妊婦側、実施する医師側ともに慎重《しんちょう》な姿勢で臨《のぞ》まなくてはなりません。そうした社会・倫理的な問題は次項以降で考えるとして、ここでは代表的な出生前診断の内容を紹介します。

超音波検査

超音波診断装置《ちょうおんぱしんだんそうち》によって母体の子宮内を画像化《がぞうか》します。経腹法《けいふくほう》と経膣法《けいちつほう》があります。前者はお腹の上にプローブ（超音波発信導子《ちょうおんぱはっしんどうし》）を当てて腹壁《ふくへき》を通して画像を

超音波

周波数一万六〇〇〇ヘルツ以上で、人間の耳には音として感じられない音波。波長が短くて直進し、物質密度の異なる面で反射する性質があるので、体の中の構造を画像として見ることができる。産科で使う超音波は、二・五～七・五メガヘルツの周波数のものが使われる。他の分野では、水深測定・魚群探知・金属加工・殺菌などに用いられている。

見る方法、後者は膣から小さなプローブを入れて見る方法で、妊娠初期に用いられます。最近は画像にも工夫が施《ほどこ》され、広い範囲を一枚に収めたパノラマ表示、血の流れに色がつくドプラ法、立体的に見える3Ｄ（立体映像）なども用いられています。

超音波検査でわかるのは、子宮・卵巣の状態、胎盤《たいばん》の位置、胎児《たいじ》の様子などです。妊娠四～五週ごろから超音波診断が可能ですが、妊娠の時期によってわかる内容が異なります。初期では、妊娠が子宮内か卵管《らんかん》などの子宮外《しきゅうがい》かの区別がつきます。胎児が一人なのか何人なのかもわかります。母体の子宮筋腫《しきゅうきんしゅ》、卵巣膿腫《らんそうのうしゅ》などがわかることもあります。胎児の大きさから妊娠の週数が推測《すいそく》でき、分娩予定日の推定もつきます。五～六週頃から胎児の心臓の拍動《はくどう》も確認できます。胎児の異常は初期ではよほど大きなものに限られますが、中・後期では四肢障害《ししょうがい》や無脳症《むのうしょう》などの中枢神《ちゅうすうしん》経系障害《けいしょうがい》、心臓や腎臓《じんぞう》など内臓の異常もわかります。また、胎盤が子宮口《しきゅうこう》をふさいで帝王切開《ていおうせっかい》が必要となる前置《ぜんち》胎盤もわかります。子どもの性別もわかります。母体と胎児への短期的危険《たんきてききけん》はないとされています。

絨毛検査

超音波によるガイドで位置を確認しながら、胎盤絨毛《たいばんじゅもう》の一部を、子宮頸管《しきゅうけいかん》から

胎児の大きさ

胎児の頭、腹、大たい骨の大きさから、計算式により超音波診断装置が自動的に体重を推定計算することができる。胎児の大きさは正常の範囲内の順調な生育か否か、無事出産できるかどうかを調べるのに役立つ。

入れたカテーテルで吸引《きゅういん》するか、腹壁を通して胎盤に挿入された注射針で吸引するかして、採取《さいしゅ》します。絨毛《じゅもう》は胎児と同じ起源の組織なので、サンプルを分析することで胎児の染色体異常《せんしょくたいいじょう》、遺伝子異常、一部の代謝《たいしゃ》異常がすぐにわかります。初期に行なえるのがメリットですが、早すぎると外的な刺激が胎児の奇形《きけい》を誘発《ゆうはつ》する恐れがあり、遅くなると絨毛の採取が難しくなるので、妊娠九〜一一週に実施します。手技《しゅぎ》が難しく、感染と流産の誘発率が数パーセントと高いので、この検査は遺伝的にハイリスクの場合など限られたケースで用いられています。

日本産科婦人科学会は八八年に会告で、①夫婦のいずれかが染色体異常の保因《ほいん》者《しゃ》、②染色体異常児《せんしょくたいいじょうじ》を分娩した既往《きおう》を有するもの、③高齢《こうれい》妊娠、④重篤《じゅうとく》な伴性《ばんせい》（X連鎖《れんさ》）遺伝性疾患《しっかん》の保因者、重篤で胎児診断が可能な先天性代謝異常症《せんてんせいたいしゃいじょうしょう》の保因者、⑤重篤でDNA診断が可能な遺伝性疾患の保因者――などの夫婦から希望があり、検査の意義を十分に理解した場合に限っての実施を呼びかけています。

羊水検査

羊水中《ようすいちゅう》に浮いている、胎児から脱落《だつらく》した細胞を採取して分析します。羊水量が二〇〇〜三〇〇ccにまで増えている妊娠一五〜一八週に行ないます。超音波で子宮

絨毛

哺乳類の胎盤と子宮壁との接触面にある突起。酸素や栄養素の交換が行われる。（『大辞泉』小学館）

伴性（X連鎖）遺伝性疾患

ある形質を支配する遺伝子が、性染色体上にある場合に起こる遺伝現象。人間ではX染色体上にあるため、形質の発現は両性で異なる。色覚異常・血友病などはその例（『大辞泉』小学館）。血友病は主に男性に現れ、女性を通じて劣性の伴性遺伝をする。

先天性代謝異常

遺伝子の異常によって物質交代の過程に障害が起こって発症する病気。フェニルケトン尿症など。（『大辞林』三省堂）

を見ながら、お腹に針を刺して羊水を二〇ccほど採取し（羊水穿刺《ようすいせんし》）、胎児の脱落細胞を培養《ばいよう》して染色体を調べます。この培養には七〜一〇日間、結果が出るまで四週間ほどかかります。絨毛検査と同じく、ダウン症候群《しょうこうぐん》などの染色体異常、遺伝子異常、一部の先天性代謝異常がわかります。子宮に針をさすので、出血や羊水の漏《も》れ、羊水感染による流産、胎児の損傷《そんしょう》、早産、死産などが起こりえます。流産の発生は〇・三％ほどで、絨毛検査よりはかなり低いです。

母体血清マーカーテスト

測定する物質の数により、ダブルマーカーとか、トリプルマーカー、クワトロマーカーテストと呼ばれます。一般に普及しているのは三つの物質を調べるトリプルマーカーテストです。妊娠一五〜一七週の妊婦から数ccの血を採り、血液中のタンパクやホルモンであるＡＦＰ（α―フェトプロテイン）、ｈＣＧ（絨毛性ゴナドトロピン）、ｕＥ３（エストリオール）という三つの物質の値を測定します。これらの成分は主に胎盤を通して母体の血液中にも移行しているので、母体血の成分を測定することで胎児の様子も推測できるのです。一週間ほどで結果がわかります。

この検査でわかるのは、ダウン症などの染色体異常や二分脊椎症《にぶせきついしょう》などの神経管

ダウン症候群

人の染色体は、ふつう二二対の常染色体と一対の性染色体の二三対四六本から成り立っている。ダウン症児の多くは、染色体の突然変異により二一番染色体が三本あり（「２１トリソミー」と呼ばれる）、全体で染色体が四七本ある。知的障害や内臓疾患を伴うが、個人差があり、日常生活に困らない例も少なからずある。かつては短命だったが、今は医療の発達などで五〇代まで生きる人もいる。

異常などです。採血サンプルの三つのマーカー値を、母集団（過去にダウン症や二分脊椎症の子を妊娠した妊婦、正常妊婦）のマーカー値と統計的《とうけいてき》に比べ、これに年齢リスクを加えて、計算によってこれらの障害の子が生まれる確率を出します。数値には人種差があるので、日本人妊婦の確率は日本人のデータをもとに計算されます。今のところ、ダウン症以外の日本人データは得られていません。

マーカーテストの結果は、あくまで推定される確率、つまりは可能性であって、診断を確定させるには羊水検査が必要となります。確率は、検査会社によって「陽性」「陰性」として出すところもあれば、「〇分の一」というように数値で出すところもあります。ある大手会社では「二九五分の一」以上を「スクリーン陽性《ようせい》」としています。二九五例で一例のみの確率なのに、なぜ「陽性」なのでしょう。残り二九四例（九九・七％）は問題ないのに、「陽性」と言われれば強い不安に襲われる妊婦も多いことでしょう。

これは高齢出産のダウン症児出産率と関係があります。その率は高齢になるほど高まります。日本母性保護産婦人科医会の資料によると、全体では六五〇分の一なのに対し、三六歳で四〇〇分の一、三七歳で二五〇分の一、四〇歳では一〇〇分の一になります。この確定診断に必要な羊水検査の流産率は三〇〇分の一（〇・

AFP（α―フェトプロテイン）、hCG（絨毛性ゴナドトロピン）、uE3（エストリオール）

AFPは胎児期に主に肝で生成される特殊なタンパク。hCGは胎盤刺激ホルモン。uE3は胎児の副腎皮質・肝と胎盤から生成される。AFPとuE3は「21トリソミー」では中央値が正常対象群（21トリソミーでない群）より低くなり、hCGは逆に高くなる。

二分脊椎症

脊椎から脳に至る神経管が開く「神経管閉鎖不全症」の一つ。日本では三〇〇〇人に一人の出生率で、多くの場合、膀胱と直腸の障害を伴う。神経管不全症の最も重度な場合が無脳症で、頭に水がたまる水頭症も神経管不全症の一つ。

三%）なので、両者のリスクを比べれば三六～三七歳でほぼ同じになり、それ以上の年齢ではダウン症の率のほうが高くなります。そこでこのあたりからが羊水検査の適応年齢とされており、「二九五分の一」という数字は実はアメリカのデータによるものです。このようなリスク比較で線引きをするというのは、あまり意味のないことでしょう。

　しかし、英国で七〇年代末に開発されたこのテストは、お腹に針をさしたりする従来の侵襲的《しんしゅうてき》な検査と違い、少量の採血だけですみ、副作用や流産の危険もありません。日本では一九九四年に登場し、以後、急速な普及を見ています。欧米ではマス・スクリーニング検査として広く用いられており、日本でもそうした動きが見られましたが、学会と国から待ったがかけられました。九八年一月に日本人類遺伝《にほんじんるいいでん》学会倫理審議委員会《がっかいりんりしんぎいいんかい》から、九九年六月に厚生科学審議会先端医療技術評価部会《せんたんいりょうぎじゅつひょうかぶかい》の専門委員会から、それぞれ「母体血清《けっせい》マーカー検査に関する見解」が出されたのです。

　後者の「見解」では「現在、わが国においては、専門的なカウンセリングの体制が十分でないことを踏まえると、医師が妊婦に対して、本検査の情報を積極的に知らせる必要はない。また、医師は本検査を勧《すす》めるべきではなく、企業等が本検査

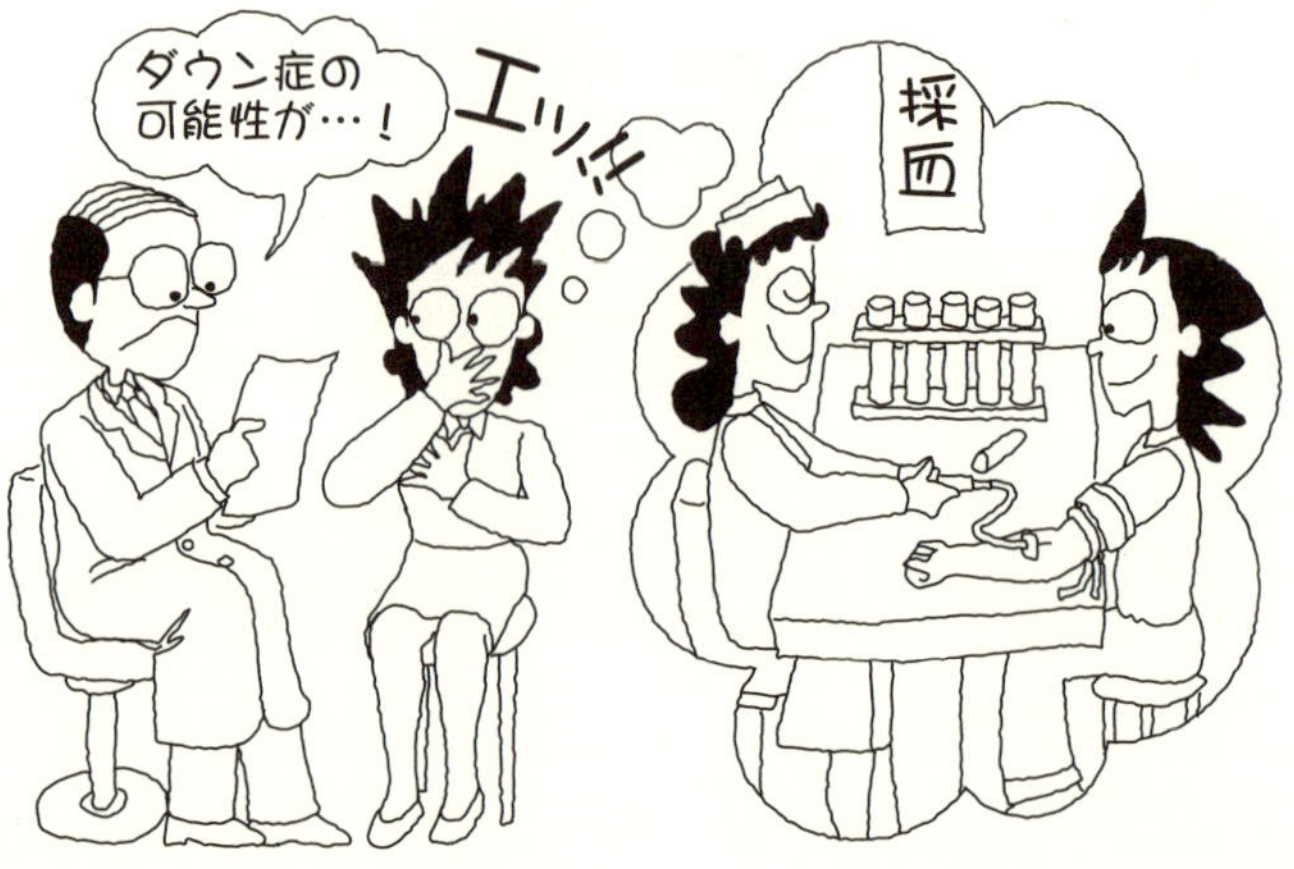

を勧める文書などを作成・配布することは望ましくない」と厳しい調子でいさめています。医療現場で何があったのでしょう。詳しい内容は次項で紹介します。

臍帯穿刺法（胎児血採取法）

超音波の画像で確かめながら、お腹に穿刺《せんし》し、臍帯《さいたい》から胎児の血を採取して染色体を調べます。染色体異常、遺伝子異常、血液疾患、血液型不適合妊娠、風疹《ふうしん》やトキソプラズマなどの胎児感染がわかります。臍帯が細い時にはできないので、妊娠二〇週以降に行なわれます。技術的に難しく、出血や羊水もれ、胎児の死亡流産などがおきることがあります。

受精卵診断

体外受精させた受精卵が四～八個に分割している時期に、その中の割球《かつきゅう》を一つか二つ取り出し、細胞核の染色体（遺伝子）を調べます。この時期の受精卵はその全能性《ぜんのうせい》により、一つの細胞が損傷《そんしょう》しても残りの割球は正常に育つので、そのまま培養し、診断が確定して異常がなければ子宮に移植します。異常があれば受精卵を廃棄することになります。

血液型不適合
輸血の際の供血者と受血者、あるいは妊娠の際の母体と胎児の血液型が、障害を起こすような相互関係にあること。（『大辞泉』小学館）

トキソプラズマ（toxoplasmosis）
原生動物の一種のトキソプラズマが寄生して起こる病気。人間のほか牛・羊・豚・犬・猫・鳥などにもみられ、食肉や排泄物から感染する。発熱・リンパ節腫脹・発疹・肺炎・脳炎などの症状がみられるが、症状の現れないことが多い。妊娠中の場合は流産や先天性脳障害を起こすが、非常にまれ。（同）

割球
受精卵が二細胞期から胞胚期まで卵割を繰り返して生じた細胞。形態的にまだ分化をしていないもの。卵割球。（同）

発症に結びつく遺伝子の条件がわかっている病気ならこれでわかるわけですが、診断はついても治療法がない病気もあります。この診断法は一九八九年に英国で開発され、英国では肺に重い症状が現れる嚢胞性線維症《のうほうせいせんいしゅ》、大腸がんの原因になる家族性大腸ポリポーシス、ダウン症、筋ジストロフィーなどが診断されています。母体にダメージを与える中絶を避けられるのと、胎児の細胞自体による確実な検査である点が利点といわれていますが、生命の選別につながるとの強い批判があります。

九八年に出された日産婦の会告では、治療法がない重い遺伝性疾患に限り、事前に学会の個別審査にかけて認められたもののみ実施できると定めました。ところが、二〇〇四年二月には神戸の産婦人科医が一年前からひそかに実施していたことが発覚、四月に学会から除名されました。五月には学会と幹部らを相手に会告の無効確認と損害賠償を求める裁判を東京地裁におこしました。また、学会では同年六月、慶応大学から申請が出されていたデュシェンヌ型筋ジストロフィーの事例について受精卵の実施を日本で初めて公的に認めました。受精卵診断は議論の多い検査法であり、一般の妊婦が受ける検査ではありません。

筋ジストロフィー

進行性筋ジストロフィー。筋肉が徐々に萎縮して筋力が弱くなり、運動障害が進行する遺伝性の病気。幼年期から若年期に発病することが多く、慢性で経過が長い。根治法はまだないが、対症療法などでかなりの延命ができるようになった。最も数が多いデュシェンヌ型筋ジストロフィーは、男に多く発症する性染色体劣性遺伝。

Q13 母体血清マーカーテストには問題も多いそうですね。何が問題なのですか？

胎児の障害などが簡単な検査でわかるのなら、受けてみようと思うのは人情かもしれません。でも、医師が勧めてはいけないというのはなぜですか？

Q12で、日本人類遺伝学会倫理審議委員会が九八年一月に、厚生科学審議会が九九年六月にそれぞれ「母体血清《ぼたいけっせい》マーカー検査に関する見解」を出したことを紹介しました。後者の見解では「医師は本検査を勧めるべきではなく」とまで厳しく戒《いまし》めています。だいたいが腰の重い学会や国がここまで厳しい態度を見せるということは、よっぽど現実がひどかったからと考えて間違いありません。

出生前診断の中でも、母体血清マーカーテストは画期的な検査です。それまでの検査（侵襲的診断）のように母体のお腹に針を刺したりする必要がないのです。わずかな採血のみで済み、流産や感染症などの危険もありません。羊水検査や絨毛検査は、高齢出産や過去に障害児の出産経験があったり染色体異常の保因者など限られた人が受けていましたが、マーカーテストは「誰もが受けられる検査」として

日本人類遺伝学会倫理審議委員会

同審議会では九四年、九五年に「遺伝カウンセリング・出生前診断に関するガイドライン」を発表し、それらを二〇〇〇年一月に改定している。このガイドラインでは、「遺伝カウンセリングは充分な遺伝医学的知識・経験をもち、カウンセリングに習熟した遺伝カウンセラーにより行なわれるべきである」「説明はクライアントに理解可能な平易な言葉で行なう」「カウンセリングでは、検査の目的、方法、内容（メリット

登場しました。産院に検査会社の宣伝ポスターが張られたり、マタニティー雑誌に広告が打たれたりして、一気に大衆化《たいしゅうか》が進みました。それだけに、問題もこの検査に象徴的に現われていると言えます。

こうして多くの妊婦が母体血清マーカー検査を受け始めたのですが、安心を得ようとして受けた検査でむしろ不安をかきたてられるケースも、少なからず出てきました。ダウン症児を出産する確率がわずか一％以下でも「陽性」とされます。あるいは「三〇〇分の一」という数値を知らされたとき、それを妊婦や夫がどう判断してよいかがわからず、混乱《こんらん》に陥《おちい》ります。そして、確定診断のための羊水検査を勧められます。その結果が「クロ」と出たらどうなるのでしょう。お腹の子はどんどん大きくなってゆきます。じっくりと考える余裕もなく、妊娠中絶を選ぶケースが多いようです。

つまり、手軽さゆえに軽い気持ちで受けると、思いもよらぬ結果が出た場合には混乱に陥り、さしたる覚悟もなしに「命の選別」を余儀なくされてしまうのです。しかし、ダウン症自体がはたして「選別」されるべき対象であるかどうかは、大いに疑問です。

「あの子たちのすばらしさを、私はわかっています。ことばを全然しゃべれませ

およびデメリット）、精度、特に不可避な診断限界、医療上の危険性などの情報を正確に伝える。説明は口頭に加えて各疾患ごとに文書を用いる」「遺伝学的検査は、インフォームド・コンセントを得た後に実施できる」などと提言している。

侵襲的診断

「侵襲」とは、医学用語で生体に対する恒常性（ホメオスタシス）を混乱させる刺激のことで、手術や外傷などの外部からのものと、腫瘍や膵炎など内部からのものがある。侵襲的診断は、羊水検査、絨毛検査、臍帯穿刺などを指す。

んが、ことばではない説得をしてきます。ちょっと風が吹くと消えてしまいそうな弱い炎《ともしび》ですが、この子たちは世を照らす炎です。障害児をもつ親は、人には生命があり、その尊重がとても大事だということを、子どもを通じて特別にレクチャーされている人たちといえます」（百渓《ももたに》英一・日本ダウン症ネットワーク理事、小笠原信之「正念場を迎えた生殖補助医療」『からだの科学』二二八号）

これは二一歳のダウン症の娘さんを育ててきた父親の話です。症状もさまざまで、ふつうに近い生活を送れる人もいます。そうではなくても、ダウン症のご本人も家族も生まれてきたことに感謝し、喜んでいる例は数多くあります。そうしたポジティブな情報や適切なカウンセリングがないまま、中絶を選んでしまっていることが多いようです。

もう一つの問題点は商業化にあります。次の文章は、この検査が猛烈《もうれつ》な勢いで普及《ふきゅう》し出した九六年頃のものです。

「この会社の検査の値段は、一件一万円である。日本の一年間の妊婦の数は百三十万人から百四十万人。そのうちの五〇％が検査を受けると、およそ七〇億円の新しい市場が誕生することになる。検査会社にとって大きな市場となるだけでなく、産婦人科医にとっても収入源《しゅうにゅうげん》となる。少子化《しょうしか》の進むなか病院を経営する産婦人科医

たちにとっては、新しい検査技術はセールスポイントになるという医師もいた」（坂井律子『出生前診断』NHK出版）

この後に検査会社の営業担当者の声が載《の》せられています。「この検査を受けることによってダウン症の子が生まれるかどうかわかります」といったパンフを自ら作る医師もいることを紹介し、「産婦人科医の先生にとっては飯のタネに、かなり手っ取り早い飯のタネになるという期待はあるとおもいます」と語っている。こうした思惑も入り混じり、母体血清マーカー検査は急速に広がっていったのです。そこで学会や国も無視できなくなるのですが、厚生科学審議会が「見解《けんかい》」を出すもとになった実態調査があります。

旧厚生省が実施したこの調査（主任研究者・松田一郎熊本大学医学部教授）は、侵襲的出生前診断（全国二七〇施設に調査票を送り、一六六施設から回収）と母体血清マーカーテスト（全国一二八八施設に調査票を送り、八七三施設から回収）の二つについて、九七年一年間の実施状況をしらべています。

それによると、母体血清マーカーテストは三三二施設（調査票回収施設の三八％）で実施され、全体の検査総数は一万四六八二件でした。このうち年間一〇〇件を超えるのが二九施設（九％）で、ここでの検査数は一万七九三件（全体の七四％）です。なんと、わずか九％の施設で総件数の七四％までを実施していたのです。最もすごい例では、産科医が一人しかいない施設で年間四二〇件のテストを実施していました。特定の医療機関で集中的に行なわれている実態が、浮かび上がってきました。

検査結果の分析でダウン症などの「ハイリスク」と判定された数は、三四歳以下の妊婦では八九一九例中五五六例（六％）、三五歳以上では五七六三例中七二四例（一三％）でした。「ハイリスク」の人たちのうち羊水検査を受けたのは、三四歳以下が三四九例（七八％）、三五歳以上が六〇七例（九六％）に上っています。そして、羊水検査の結果、ダウン症に結びつく「21トリソミー」と診断されたのは、三四歳以下が九例（三％）、三五歳以上が一六例（三％）でした。他の異常は、それぞれ二三例（七％）と二五例（四％）でした（表1）。

では、異常が確定した場合、どんな選択がなされているでしょう。侵襲的出生前診断の調査結果では、総数五七四八件（うち九七％までが羊水検査）実施され、二四八件（四％）の胎児異常が見つかっています。そのうち妊娠が継続されたのは二七件（一一％）でした。実に九割ほどが中絶されていたのです（表2）。逆に一割ほどはダウン症の子でも産んでいるのですが、かつて一〇〇％中絶していた米国

表1　母体血清マーカーテストの実態調査による検査結果の分析

	母体血清マーカーテスト検査数	ハイリスク数	ハイリスク者のうち羊水検査を受けた人の数	「21トリソミー」と診断された数
34歳以下	8919	556（6％）	349（78％）	9（3％）
35歳以上	5763	724（13％）	607（96％）	16（3％）

表2　侵襲的出生前診断の実態調査による結果

侵襲的出生前診断を受けた総数	胎児異常発見数	うち妊娠継続数
5748	248（4％）	27（11％）

のカリフォルニア州でケアやサポートの情報公開が進んだ結果、約四割が出産に踏み切っている現実（「子どもを『デザイン』する生殖医療は『神の業』か」、『Ｗｅｂ現代』）と比較すると、かなり低い数値と言えます。

さらに問題なのは、インフォームド・コンセントが不十分なことです。全体の九六％の施設で母体血清マーカーテスト実施前にインフォームド・コンセントをとっているとは答えていますが、署名入りの同意があるのは三五％に過ぎず、サインをとらずに事前に妊婦一人ひとりに説明をしているとの答えが五七％で最多でした。サインもなく、妊婦数人をまとめて説明している、あるいはパンフを渡すのみという施設も四％ありました。また、説明時間は五六％の施設でたった一〇分未満で、三〇分以上かけているのは三％強しかありませんでした。カウンセリングも似たようなお寒い実態で、七三％の施設で遺伝の専門医ではない産婦人科医が実施し、その時間も一〇分以内が三一％、一〇～二九分が五五％、三〇分以上はわずか一三％でした。

こんなお粗末な、いや恐るべきと言っていい実態が判明しました。それを受けて、「見解」が出されたのです。見解では問題点を次の三つにまとめています。①検査の内容や結果について妊婦が十分な認識を持たずに検査が行なわれている傾向《けいこう》

お寒いカウンセリングの実態

適切なカウンセリングを経て妊婦と配偶者が自主的にマーカーテストや羊水検査、さらには確定後の措置を決めるのが望ましいが、現状は「自己決定」できる状況ではなさそうだ。詳しくはQ25の百溪英一さんの指摘を参照。

が強く、胎児に疾患《しっかん》の確率が高いと知らされた妊婦は動揺《どうよう》・混乱し、母体に悪影響が及ぶ場合がある、②確率で示される検査結果に対し妊婦が誤解したり不安を感じる、③胎児の疾患発見を目的とするマス・スクリーニング検査として行なわれる懸《け》念《ねん》がある。

こうした懸念を背景に、医師はこの検査を妊婦に勧めるな、と警告しているのです。いいビジネスだなんて考えて検査に誘導《ゆうどう》するなんてもってのほかというわけです。見解では先天性疾患や遺伝性疾患に関する専門的なカウンセリングができる人材の養成と機関の増加の必要性を強調しています。しかし、その後もこうした体制がきちんと整ったという話は聞きません。ところが、この「見解」による勧告《かんこく》後もマーカーテストは広く実施されています。

二〇〇〇年〜二〇〇二年の毎年、全国で一万五〇〇〇件以上のテストが実施されていることが、左合治彦・国立成育医療《こくりつせいいくいりょう》センター胎児診療医長らの調査でわかったのです（〇三年一〇月一九日付「中国新聞」）。この調査は検査を行なっている可能性が高い大学や検査会社など計五四施設を対象に実施、二〇〇〇年〜〇二年の三年間はいずれも一万五〇〇〇件台の実施数でした。九八年に約二万一七〇〇件、九九年に約一万八〇〇〇件だったのと比べて減りはしたものの、横ばい状態なのです。

試みに、産婦人科病院のホームページに当たってみました。ある大手病院では、マーカーテストや羊水検査は希望した妊婦だけが受けるテストであると断りながらも、「これらの検査については妊婦さんから聞かれた時にのみ検査の説明や実施をすればよいという考えの病院もありますが、『その様な検査があると知っていれば妊娠中に受けたのに、情報が無かったのは不当である』等の声を何回か聞いていた経験から、当院では『検査の存在と内容についての情報提供は行うが検査を勧めたりやめさせたりはしない』ことにしてきました」と説明しています。

これは、厚生科学審議会「見解」の「医師が妊婦に対して、本検査の情報を積極的に知らせる必要はない」という文面に抵触《ていしょく》します。今も、この検査がかなり広く実施されていることが推測されます。

Q14 受精卵診断は母体への悪影響が少ない良い方法というのは、本当ですか？

羊水検査などで異常が見つかると中絶をする例が多いようですが、受精卵診断なら中絶をしなくても済むそうですね。それだけ良い方法なのですか？

人工妊娠中絶《じんこうにんしんちゅうぜつ》というのは、文字通り、妊娠を中断させて胎児を母体の外へ出すことです。胎児の生命が失われるのはもちろん、母体にも大きなダメージを与えます。肉体的なダメージだけでなく、精神的なダメージも小さくありません。

ところが、受精卵診断は胎児になる前の受精卵（胚）の段階で行なうものです（図）。それで「着床《ちゃくしょう》前診断《ぜんしんだん》」とも呼ばれます。診断の方法はQ12で紹介したように、体外受精させた胚が四～八個に分割している時に中から一～二個の割球を取り出し、

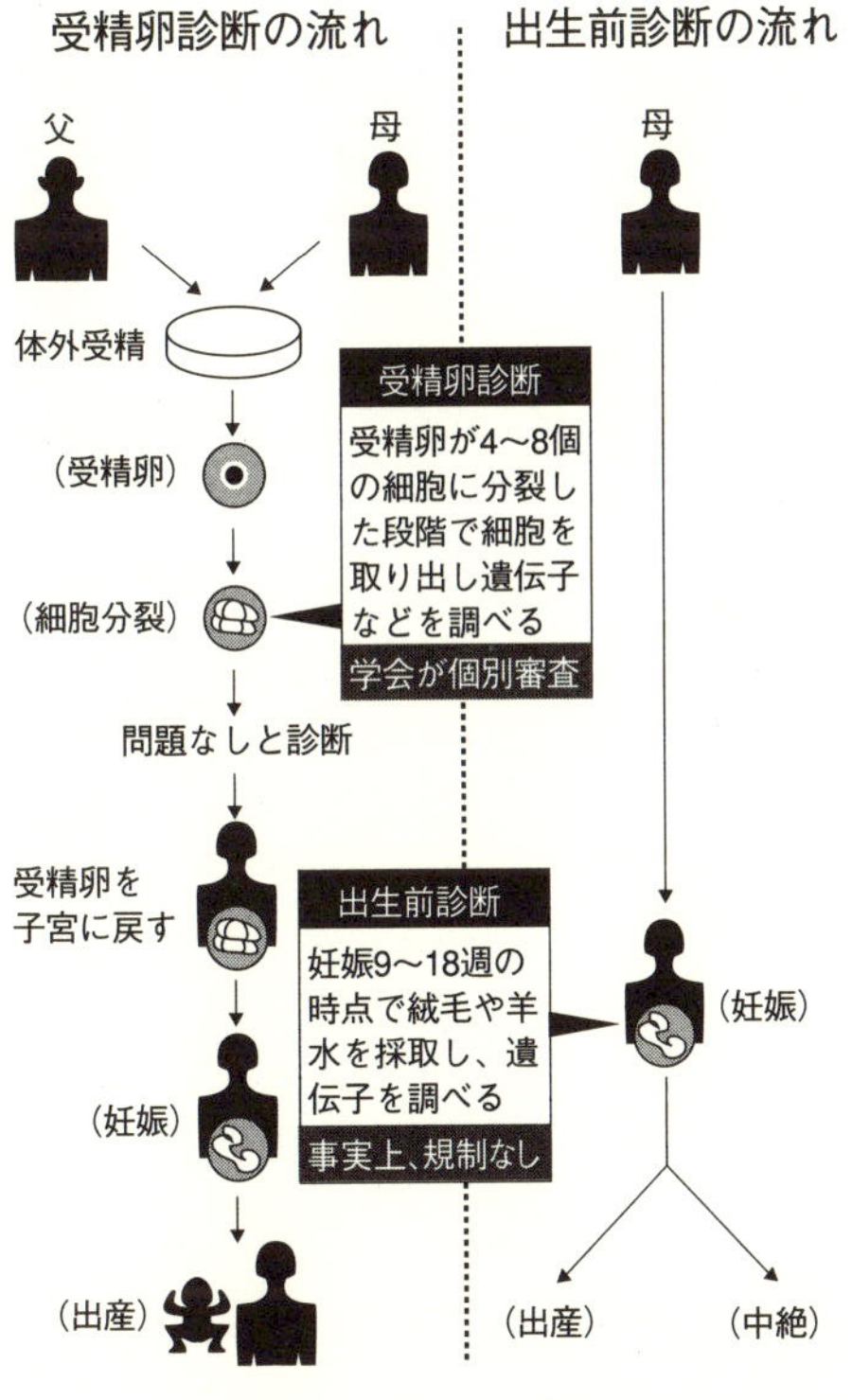

2004年5月27日「朝日新聞」朝刊より作成

細胞核《さいぼうかく》の染色体（遺伝子）を調べます。そこで異常が見つかれば、その受精卵全体を廃棄《はいき》します。着床前、すなわちまだ胎児になっていないのだから「中絶」には当たらないし、体外受精で得られる受精卵は母体外にあるので、廃棄をしても母体には影響がないというわけです。妊婦やカップルの精神的な抵抗感も小さそうです。

しかし、学会の日産婦は、九八年の会告で「重篤《じゅうとく》（かつ治療法が見出されていない）遺伝性疾患に限り適用される。適応疾患は日産婦において申請された疾患ごとに審査される」と定めています。受精卵診断は体外受精・胚移植技術の応用で行なわれます。体外受精について学会はすでに七三年に、婚姻した夫婦に限り認めるという会告《かいこく》を出しています。その応用技術なのだから認めざるをえない、ただし歯止めに厳しい条件をつけておかないと倫理的、社会的に問題を起こしかねないということで、出された会告でした。

そもそも体外受精は「不妊治療」の技術です。ところが、受精卵診断はそうではありません。むしろ逆に、出生を妨げる行為につながります。ですから、この会告は不妊治療技術をそれ以外にも臨床《りんしょう》応用することを認めたという性格をもっています。その面からも、枠をはめておく必要があったのかもしれません。

会告の解説では、「医学的、社会的、倫理的な問題を包含《ほうがん》している」「特に、障害者の立場を考慮《こうりよ》して」という表現が見られます。受精卵の遺伝子自体を調べて問題があれば廃棄しましょう、という技術なのですから、その適用範囲が無制限《むせいげん》に広がれば大変な事態になります。とりわけ障害者団体などからは会告案が検討されている段階で、この技術の臨床適用を認めることは「生命の選別《せんべつ》」につながるとの強い批判が寄せられました。障害者には生まれる権利、生きる権利がないのかという主張です。

ところが、心配された事態が二〇〇四年二月に発覚しました。神戸市の大谷産婦人科の大谷徹郎医師が一年前から受精卵診断をひそかに実施していたことが、新聞報道で明らかになったのです。大谷医師が実施した着床前診断は全部で三例あり、一例は女児を希望したもの、二例は高齢出産により染色体異常を気にしたものでした。女児を希望した例は、他の医師のもとで人工授精をやり妊娠したけど男児なので中絶したというもので、病気を避けるのではなく、男女の産み分けを意図したものでした。

会告では、受精卵診断の目的はあくまで重篤な遺伝性疾患の診断であることを強調したうえで、診断が困難な伴性遺伝性疾患《ばんせいいでんせいしっかん》（→Q12脚注）については性判定で対応すること、つまり、病気が遺伝しない方の性の子を選ぶのもやむをえないと定

強い批判

たとえば、優生思想を問うネットワークは九七年二月、「受精卵の遺伝子診断応用に反対する意見」を日産婦宛てに出して、受精卵診断の「臨床応用への凍結」を訴えている。その理由は、①受精卵の遺伝子診断は、障害者や疾病をもつ者に対する差別である、②この診断の範囲は際限なく広がる可能性がある、③危険性も高く、女性の心身に過重な負担を強いる、④一切の情報が公開されず、社会的論議もない現在、臨床研究を認めるべきではないの四点。

め、「目的外の男女産み分けなどに使用してはならない」と戒めています。病気の判定が難しい場合にのみ、その病気が表に現われる方の性の受精卵を避け、もう一方の性の受精卵を着床させることができるのです。しかも、すべて個別申請《こべつしんせい》と審査が必要なのですから、大谷医師のケースは明らかに会告違反であり、学会は同年四月に大谷医師を除名《じょめい》しました。

これに対し大谷医師は、日産婦とその現・元幹部を相手取り、会告の無効確認と総額七七〇〇万円の損害賠償《そんがいばいしょう》を求める訴訟《そしょう》を、五月に東京地裁に起こしました。訴訟には、着床前診断を希望する患者と、会告破りを続けてきた長野の根津八紘医師も加わり、「会告は最新の医療を選択する権利や、子どもを産む、産まないを決める自己決定権を侵害している」と主張しています。学会の体質批判も訴訟にはあるようです。さらに大谷医師は、この年秋にも染色体異常による習慣性流産《しゅうかんせいりゅうざん》などを避けるために一五組の夫婦に独自の判断で着床前診断を実施しており、今後も続けると言明しています。除名されたのだからもう会告のシバリは受けない、という考えなのでしょうか。

受精卵診断の実施を広く認めさせようとする、この人たちの訴えに耳を傾けると、独自の〈よりまし論〉を展開していることに気づきます。典型的な論が、根津

染色体異常

人は、父親と母親から半分ずつ受け継いだ二三対四六本の染色体をもつ。染色体の数に一〜数本の増減がある数的異常、染色体に切断が起こって切断端が再結合するときに生じる転座・欠失・逆位・重複などの構造異常がある。「朝日新聞」(二〇〇四年一二月三日付朝刊)によると、大谷医師が新たに習慣性流産の患者に実施した受精卵診断では、異常の頻度が高い一六番や二二番など九つの染色体も調べた。二一番染色体が三本ある「21トリソミー」はダウン症の原因としても知られ、結果として受精卵診断がダウン症児の生まれてくる可能性を下げる技術として利用されたわけで、その点についても批判の声がある。

医師の根津マタニティークリニックのホームページに載っています。

「今回の着床前診断の件に関し、学会の首脳部《しゅのうぶ》は『生命の選択をするとは何事ぞ』と強く否定されているが、そうならば、人工妊娠中絶《じんこうにんしんちゅうぜつ》はどうですかと問いたくなる。人工妊娠中絶には選択する余地《よち》すらない。それに比べ、出生前診断で生命の選択をされる方がましであり、さらに着床前診断で選択される方が『よりまし』ではないであろうか。出生前診断が広まる中で、性別の診断、ダウン症を含む染色体異常の診断、奇形の診断が成され、胎児は今や確実に選択されている。（中略）禁止すれば完全に水面下に潜《もぐ》り、今より劣悪《れつあく》な状態で行われるようになることは火を見るよりも明らかである。即《すなわ》ち、もはや禁止することは不可能である。不可能であるならば『よりまし論』としての着床前診断を認めるべきではないだろうか」

確かに妊娠中絶は水面下で広く行なわれています。そこでは、病気ゆえという選択すらない例も多いのだから、「命の選択なき人工妊娠中絶」＜「出生前診断による命の選択」＜「着床前診断による命の選択」の順に「よりまし」の程度が高まってゆくというのです。当の大谷医師も、私の取材に次のように答えています。

「受精卵の廃棄は、体外受精で日本中、世界中で行なわれています。それを〈選別〉というなら、体外受精できなくなる。不妊症の最高の治療を受ける権利を侵害

転座
異なった二本の染色体に切断が起き、互いの切断片を交換して再結合すること。（genetopia ホームページより）

欠失
ある染色体に切断が起き、その切断片を失うこと。（同）

逆位
一本の染色体に二カ所の切断が起き、切断片が一八〇度回転して再結合すること。（同）

重複
相同染色体間の不均衡交叉などで一本の染色体の一部分が連続して二つ存在すること。（同）

することになる。男女産み分けは、他院で人工授精を一〇回やって妊娠したのに望む性でないから中絶、そして計二〇回も人工授精したという患者でした。中絶されては困るのでやったので、私は積極的にやってないし、今後もやる気はないですが、倫理的にはこちらのほうが問題が少ないと思う。（中略）出生前診断の延長でやることはかまわない。出生前診断にともなう妊娠中絶を避けるために、それをより倫理的にしたものが着床前診断ですから」（小笠原信之「正念場を迎えた生殖補助医療」、『からだの科学』二二八号）

他の出生前診断よりも〈より倫理的〉だ、男女産み分けも中絶を防ぐためにやったのだから問題が少なかろう、というのです。二人の医師の〈よりまし論〉に共通しているのは、きわめて現実的な論ということです。中絶が横行している。体外受精でも減数手術や余剰胚の廃棄などが行なわれている。それらと比べれば、問題が少なかろうというのです。ですから、〈よりまし〉というより、〈よりマイナスが少ない〉というものです。そこに決定的に抜け落ちているのは、生命を、あるいは生命の萌芽《ほうが》である受精卵をどう扱うべきかを正面から考える姿勢です。

受精卵（胚）の位置づけについては、人間と同等に見る立場からモノ扱いする立場まで、さまざまな見方があります。これはまた、胎児の地位をどう見るかにも重

精度

デュシェンヌ型筋ジストロフィーでは、三つある遺伝子病型のうち最も頻度の多い「欠失型」の場合、一

なる問題です。そうした問題は別項（→Q17、18、19）で改めて考えることにして、ここでは、やがて人間になる可能性がある、おろそかに扱うべきではない存在ということだけを指摘しておきます。

さらに、受精卵診断にはもう一つ、重要な問題点があります。実は確立された技術とは言えないというのです。日産婦の倫理委員会は九八年の会告が妥当かどうかを倫理審議会に諮問し、その答申を〇四年四月に得ています。その中で、受精卵診断（着床前診断）の問題点を次のように指摘しています。

「着床前診断は、診断可能な疾病やその精度《せいど》の面で現在でもなお技術的な問題があり、出生前診断にとって代わる技術ではない」

「着床前診断は、体外受精／顕微《けんび》受精・胚移植を前提にした技術であり、この技術的な操作に伴う負担に加え、生検に伴う未知の危険が重なることになる。これら発生初期に行なわれるさまざまな操作が、これによって生まれてくる子の健康に対して長期的にどのような影響を及ぼすかについて、現時点で予想し評価することは不可能である」

まず、診断できる病気と診断精度について信頼性がなく、他の出生前診断にとって代わることができないというのです。次に、初期の胚をいじると、それが将来

個の細胞から診断できる精度は八〇～九〇％、偽陽性率は約一一％、偽陰性率は約二％で、「一～二個で検査を行なわざるをえない着床前診断には、技術的限界が存在する」と結論づけている。精度は羊水検査や絨毛検査よりも劣る。

生検
生体から細胞・組織を外科的に切り取ったり針を刺して取ったりして調べ、病気の診断を行なう方法。バイオプシー。（『大辞泉』小学館）

負担が軽く
あくまでも、妊娠中絶と比べてのこと。体外受精のために採卵をする大きな負担はある。

どんな悪影響が出るかわからないといいます。その影響は、まだ学問的に確かめられていないのです。そうした問題点を抱えている技術だから、重篤な遺伝性の病気に絞《しぼ》って適用すると定めた会告は「妥当《だとう》である」との結論を導いています。

母体血清マーカーテストと同じような指摘が、ここでもできそうです。つまり、母体への負担が軽く、より抵抗感が少なく実施できる技術は、その「便利さ」ゆえに、逆にいっそう慎重な姿勢が要求されるということです。

Q15 学会が初めて受精卵診断の実施を認めたそうですね。どんな事例ですか？

これまでずっと実施に慎重だった日産婦が、二〇〇四年に初めて実施を公認したそうですね。その例は何の病気に関する診断で、どんな理由から認めたのですか？

受精卵診断《じゅせいらんしんだん》に関する日本の公的な規制は、今のところ日産婦の会告だけです。この会告に従って出された申請はこれまでに四件あります。このうち三件は却下《きゃっか》されましたが、二〇〇四年六月、日産婦は一件を認めました。

認められたのは慶応大学の申請で、デュシェンヌ型筋ジストロフィー（→Q12脚注参照）の原因遺伝子を妻がもっている夫婦が診断対象です。この夫婦は、過去にこの病気の子どもを出産、第二子を妊娠した時には羊水検査で同じ病気になる恐れが大きいとわかり中絶しています。申請は〇四年一月になされ、日産婦は倫理委員会の小委員会で、前年九月に名古屋市立大学から出された筋緊張性《きんきんちょうせい》筋ジストロフィーについての一件と並行して審査を進めていました。その結果、同じ筋ジストロフィーでも慶応大学のデュシェンヌ型は認め、名古屋市大の筋緊張性は認めませんで

日産婦の会告だけ

受精卵などの研究のあり方を検討していた国の総合科学技術会議生命倫理専門調査会は、二〇〇四年七月に最終報告書をまとめたが、受精卵診断の是非については「十分な議論ができていない」ことを理由に触れていない。その結果、法や政府指針などによる具体的な規制はされず、今後も日産婦会告による自主規制にゆだねたままになった。

した。
どちらも遺伝性の筋肉が弱まってゆく疾患であることに変わりありませんので、審査結果は「重篤な」病気かどうかの判断にかかっていたと言えます。報道によると、小委員会は「成人後の早い段階までに生命にかかわるかどうかを現時点での基準とした」（〇四年六月一九日付朝刊「朝日新聞」）といいます。つまり、デュシェンヌ型は成人前に発症し、日常生活に支障《ししよう》が出たり、生存が危ぶまれる恐れがあるので認め、筋緊張性は成人後も日常生活を送れる可能性があるので「重篤」とは判《はん》断《だん》しなかったということです。
これ以前に、申請が認められなかった二件は、性別判定（鹿児島大学）と習慣性流産（セントマザー産婦人科医院）です。前者は、第一子が三歳の時にデュシェンヌ型筋ジストロフィーと診断された夫婦が妊娠し、羊水検査をしたらこの第二子も同じ病気であることがわかり、妊娠中絶をしています。そこで着床前診断で性別判定をしようとしたものですが、小委員会は「技術的に可能である以上、遺伝子診断が優先されるべきであり、性別判定による着床前診断の実施は容認できない」と判断しました。後者は、「習慣性流産は、重篤な遺伝性疾患ではない」との理由で認められませんでした。

習慣性流産

三回以上流産がくり返されるものを、習慣性流産と呼ぶ。流産がおきる頻度は全妊娠に対して約一五％で、二〇代の妊婦が十数％なのに対し、三五歳以上は二五％を超える。習慣性流産には流産しやすい原因があると見られる。

着床前診断で性別判定

着床前診断でも当然、性別判定はできる。デュシェンヌ型筋ジストロフィーは伴性（X連鎖）劣性遺伝で、男児に症状が現われて女児は保因者となることが多い。そこで性別判定で女児を選ぼうとしたわけだが、性別判定では病気の遺伝子をもっているか否かを調べるわけではない。審査では、確定できる遺伝子診断をこそ優先すべきと判断されたわけだ。

こうして日本初の受精卵診断が認められたのですが、この詳しい審査経過は公表されませんでした。実は発表の五日前に日産婦主催の公開シンポジウム「着床前診断をめぐって」が開かれているのですが、そこでもこの審査経過にはまったく触れられませんでした。シンポは、この年四月に倫理審議会が出した答申《とうしん》（→Q14参照）の中で「この問題について社会との対話が重要である」と指摘されたのを受けて開かれたものでした。シンポでは、参加者の「優生思想《ゆうせいしそう》を問うネットワーク」代表・矢野恵子さんから、こんな発言も聞かれました。

「着床前診断の会告を作る際にも不透明でした。審議内容を公開してほしいと求めてきましたが、申請の内容、審議過程は公開されていません。学会の会員向けには議事録《ぎじろく》が公開されていますが、一般公開を求めても拒否されました」

「会告では申請の一つ一つを審査することと、重い遺伝性障害なら認めることになっていますが、なぜ『重い障害』なら選別していいのかわかりません。明確な答えをもらっていない。いったん認めると、似たものについて次々に『これはどうか』と広がって行くのは目に見えています」

学会が閉鎖的体質《へいさてきたいしつ》であることは、着床前診断の推進側からも反対側からも強く指摘されている事実です。私も取材でアプローチした際に、その頑《かたく》なな対応にうんざりとした経験があります。「社会との対話」を求めて開いたはずのシンポでしたが、むしろ社会との対話を避けている学会の体質を浮かび上がらせたと言えます。五日後に発表する審査結果の経過にはまったく触れなかったばかりか、パネラーの中には着床前診断の海外実績をさかんに紹介し、診断目的は「命の選別ではない」と強調した医師や、審査中の二タイプの筋ジストロフィーについて違いを詳しく紹介した医師がいました。私には、五日後の発表への地ならしをしていたのかと感じられたほどです。

さて、問題は「重篤《じゅうとく》」の判断です。何を重篤とするのか。そして、なぜ重篤な疾患ならば着床前診断を認めてもよいのか。この疑問については、日産婦からはっきりとした答えが示されていません。常識的に考えても、何を重篤とするのかという「線引き」は程度の問題であり、同じ疾患でも症状の出方が違ううえ、取り巻く環境や考え方によって、患者本人や家族でさえ捉え方に大きな差があることが想像できます。そして、重篤ゆえに生命の萌芽《ほうが》である受精卵を廃棄していいとはかんたんに言えないことも、明らかです。このあたりの問題はシンポでも議論になりました。意見を紹介します。

日本筋ジストロフィー協会の貝谷久宣理事（精神科医）は、協会が毎年、会員の患者本人、家族らを対象に行なっているアンケート調査の結果を紹介しました。〇一年暮れに実施した調査によると、着床前診断に対して全体で二六％の人が賛成し、一六％が反対しています。以前の調査では賛成が三割を上回っており、年ごとに賛成が減っています。会の内部でもさまざまな見方があり、態度を決めかねている人も多いので、協会としてこの問題に対する統一意見は決めていないそうです。代わって、会員の個別の意見が紹介されました。次のようなものでした。

・(患者の母親)授かった子はどんな子でも育てたいが、子どもが育つにつれ、親は体力がなくなり、辛くなる。生まれる前にしっかり考えるべきだった。

・(同父親)筋ジスと診断された時はショックだった。二度とこんな思いはしたくない。

・(同母親)病気の末期に子どもが呼吸困難になり、タンが詰まり、悲惨《ひさん》だった。胸のつまる思いであり、この病気は例外だと思う。

・(同母親)良・不良と選別されると思うと、ぞっとする。遺伝子治療の研究に力を入れてほしい。

患者や家族の間で賛成が反対を上回っているのには、意外な感じを受ける読者も多いことでしょう。賛成といっても、個別の意見の中身を見れば苦渋《くじゅう》の選択であることがわかります。会場の参加者を交《まじ》えての討論《とうろん》でも、障害者自身、家族の立場からさまざまな見方が出されました。

「着床前診断で病気の子を生まれないようにすることは、現に生きている障害者を差別することだ。私たちに死ねと言っているのと同じだ」

「中絶ありきで議論をすべきではない。着床前診断で筋ジスがわかっても、産んでいる例もある。医学の進歩は進めてほしい」

「なぜ障害をもつことをそんなに怖がるのか。私たちの障害をもつ子供も、幸せに生きている。それをわかってもらう社会を作ろうとしているのに、『重篤』の線引きをすべきか。着床前診断を必要とする社会の是非をこそ、考えてほしい。そうしないと、技術が暴走する」

「アメリカではすでにガン遺伝子が着床前診断の対象になっている。ホーキンス博士も生まれない世の中になる。多くの国が賛成だからと追随してほしくない。日本には日本のカルチャーがあるのだから」

障害者自身や関連団体からは、やはり着床前診断や「重篤」の線引きについて強い疑問や批判が出されました。それに対して、主に医師側からは、障害者差別と病気遺伝子をもつ受精卵を廃棄することを別物ととらえ、着床前診断をむしろ認め

米本昌平「着床前診断の世界の現状」

	実験施設	実施数	出生児数	規制根拠	実施の可否・一般的適応の条件	性別選択
イギリス	八	―	〇一年までに五〇人近く	・HFE（ヒト受精・胚研究）法（一九九〇） ・HFEA（ヒト受精・胚研究認可局）実施綱領（第六版） ・着床前遺伝子診断に関する指針（二〇〇三）	胚が重篤な遺伝性疾患を持つ著しいリスクがある場合の実施が期待されている	医学的理由でのみ可
豪・ヴィクトリア州	二	九九〜〇三年までに五六九カップルに六八九周期実施	九九〜〇三年に六八人	・不妊治療法（一九九五） ・遺伝子検査目的での着床前遺伝子診断の利用に関する方針（二〇〇三） ・着床前遺伝子診断に関連して実施される組織タイピング（二〇〇三）	遺伝性障害、または疾患	医学的理由でのみ可
フランス	三	（二センターにおいて〇〇〜〇三年に八五八件の申請）	〇〇〜〇三年に二センターで四一人	・人体の構成要素及び産物の贈与及び利用、生殖への医学的介助ならびに出生前診断に関する一九九四年七月二九日法律第九四—六五四号（一九九四）（保健医療法典L・二二四一—三条）	不治の重篤な遺伝性疾患	医学的理由でのみ可
スウェーデン	二	〇三年現在、七五組のカップルに対して一七八周期実施	〇三年現在、一七人	・政府ガイドライン（一九九五） ・遺伝子診断に関する指針の概略（一九九九）	早期死亡を導き治療法も治癒可能性もない重篤な進行性の遺伝性疾患	医学的理由でのみ可
オーストリア	―	―	―	生殖医学法（一九九二）	禁止	―
スイス	―	―	―	生殖医学法（一九九八）	禁止	―
ドイツ	―	―	―	胚保護法（一九九〇）	事実上禁止	―
台湾	（七）	（〇三年五月までに二二カップルで成功）	（〇三年五月までに二二カップルで成功）	・人生殖補助技術に関する管理規制（一九九四） ・出生前診断及び検査期間に関する管理規制（一九九七）	重篤な遺伝性疾患	医学的理由でのみ可
韓国	（二）	―	（〇一年七月一二日現在、三星第一病院で六五人）	・大韓産婦人科学会「補助生殖術倫理指針」 ・生命倫理及び安全に関する法律（二〇〇五年一月一日施行）	筋ジストロフィ、その他の大統領令で定める遺伝性疾患（生命倫理及び安全に関する法律）	―

日本産科婦人科学会公開シンポジウム「着床前診断をめぐって」より

※周期は妊娠周期のこと

る方向の意見が多く出ていました。ただし、全体としては批判的な声のほうが圧倒《あっとう》的に強く、何度か紛糾《ふんきゅう》する場面もあり、それがまたこの問題に関する日本の現状を象徴しているようでした。こうした議論もふまえ、よりオープンな情報公開と議論の深化が、今、求められているのだと思います。

ちなみに諸外国では、最初の診断例が英国で公表された一九九〇年以降、約四〇〇〇件の受精卵診断が実施され、七〇〇～一〇〇〇人の子どもが誕生していると見られます。その大半は生殖技術に関する法規制《ほうきせい》がほとんどない米国です。米国ではシカゴとニュージャージー州の二施設、それらと提携しているボローニャ（イタリア）、ブリュッセル（ベルギー）の二施設の計四施設で全体の四分の三以上を占め、三分の二までは高齢対象者か習慣性流産に関する染色体異常の検査です。フランスやスウェーデン、イギリスでは法律や指針で一定の条件下で認め、ナチスの優生思想への嫌悪が強いドイツ、オーストリア、スイスでは法律で事実上、禁止されています（日産婦倫理審議会答申書などによる。前頁の表参照）。

Q16 男女の産み分けに出生前診断が利用されているって本当ですか?

出生前診断では生まれてくる子供の性別もわかりますね。でも親の望んだ性の子だけを産むって、親のエゴではありませんか? 子供の事を考えていませんよね。

妊婦の顔の表情やお腹の張り具合を見て「男の子かもしれないよ」とか「きっと女の子だよ」などと、夫婦や親しい人の間でお腹の子の性別《せいべつ》に思いをはせることはよくあります。あるいは、「今度は女の子がほしい」と言って、巷間《こうかん》に伝わる男女産み分け法を試してみるカップルもいることでしょう。ここまでは日常よく耳にする、ほほえましささえ漂《ただよ》うお話です。そして、実際に生まれてきた子が予想に反しても、がっかりはするものの、分け隔《へだ》てのない愛情を注いで育てるのが、親心というものでしょう。

でも、世の中にはどうしても男でなくてはとか、女でなくてはとこだわり、専門クリニックの門をたたく人もいます。クリニックでは、さまざまな産み分け法を指導しているようです。その多くは、X精子とY精子の特性《とくせい》の違いを利用して、望む性の受精卵を得ようとするものです。

男女の別を決定するのは、精子がもつ性染色体にかかっています。というのは女性側の卵子にはX染色体しかなく、XとYの二種類がある精子側の染色体のどちらが授精するかによって、「XX＝女」「XY＝男」という具合に男女が決まります。このX精子は長円形、大きめで比重が大きく、数が少ない。Y精子は丸く小さめで、アルカリに強く酸に弱い。両者の間にはこんな違いがあるそうです。一人の男性の精液《せいえき》中には、この両者が混ざって存在しています。

クリニックで行なう産み分け指導は二種類の精子の違いを利用するもので、たとえば女性の体内の酸性度《さんせいど》を高めた状態で受精すれば、X精子が優勢になって女の子が生まれる確率が高まるというわけです。しかし、科学的根拠と実証性《じっしょうせい》に乏しく、成功率にもかなりの幅があるようです。より確率が高いものとしては、特殊《とくしゅ》な液を用いて比重《ひじゅう》の違いによりX精子とY精子を分離し、人工授精する方法があります。

これはパーコール法と呼ばれる方法ですが、日産婦の九四年会告で禁止されています。それまでは「重篤な伴性劣性遺伝性疾患の回避に限って」認められていましたが、「未だにその安全性は確率されていない」との理由で、「XY精子選別法には、当分の間パーコール法を使用しない」と決められているのです。

性染色体

人間には二二対・四四本の常染色体と、一対・二本の性染色体がある。性染色体には、X染色体とY染色体があり、男にはX、Yの各染色体が一本ずつ、女にはX染色体が二本ある。

パーコール法

一九八六年、慶応大学医学部の飯塚理八教授らの研究グループが、パーコールという薬の液でX精子とY精子を分離、人工授精させて女児の産み分けに成功したと発表した。

伴性劣性遺伝

「伴性」とは、男女の性の違いによって病気が発現したりしなかったりすることを指す。「劣性遺伝」としかし、問題は安全性だけではないと思います。パーコール法では精子を人為《じんい》的に選別し、選ばれた染色体の精子だけで人工授精をします。また、受精卵診断による男女産み分けでは、体外受精を利用し、望まない性の受精卵を廃棄します。さらに、羊水検査、絨毛検査、胎児採血、超音波診断でも男女の別がわかります。この場合は、判別した性の子どもを望まない場合は妊娠中絶をして胎児を殺すことになります。ここまでくると、親の側の身勝手《みがって》さがはっきりわかるでしょう。

これらは出生前診断の技術を利用した、「産み分け法」ではなく、「分け産み法」なのです。性の違いだけで、生まれてよい子、生まれてはいけない子が人為的《じんいてき》に分けられるのです。性による命の選別なのです。生殖補助医療がその手伝いをしているとすれば、「生殖補助」の趣旨に反します。日産婦は、羊水検査、絨毛検査などの胎児診断についても、八八年の会告で次のように釘を刺しています。

「伴性《ばんせい》（X連鎖《れんさ》）劣性遺伝性疾患《れっせいいでんせいしっかん》のために検査が行なわれる場合を除き、胎児の性別を両親に告知してはいけない」

胎児の性別を通常は教えるな、と言っているのです。これには超音波診断も入っています。今や産院で超音波診断はごく当たり前の検査として用いられ、希望すれば医師はかんたんに胎児の性別を妊婦に教えてくれます。妊婦側からすれば、生

は、単一遺伝子による疾患に関して、異常な遺伝子が二つ（つまり父、母両方から受けた遺伝子がともに異常なケース）そろった場合に病気になる。「優勢遺伝」は異常遺伝子が一つでも病気になる。

まれてくる子の名前を考えたり、産着《うぶぎ》や服を買い揃《そろ》えておくのに都合がいいというメリットもあります。でも、すべての胎児診断は子どもの選別に使われる恐れがなきにしもあらずであり、実施には細心《さいしん》の注意が必要なのです。

現に、会告で禁止されているはずのパーコール法は、かなり広く実施されているようです。たとえば、日産婦を除名された神戸の大谷医師らが日産婦を相手に起こした損害賠償訴訟（二〇〇四年五月、東京地裁に提訴《ていそ》）の訴状には、次のような告発《こくはつ》が載っています。

「杉山四郎会長の指導をしてきたSS研究会会員約八〇〇名の男女産み分けを実施してきた者に対しても、何らの制裁をしていない」

会告で禁止しておき、しかも会告が破られているのを知っていながら、その現実を黙認《もくにん》している。なのに、受精卵診断をした大谷医師だけを除名するのは、差別的な扱いだというのです。だからパーコール法による男女産み分けを見逃すなというのではなく、むしろ大谷医師がやった受精卵診断による産み分けも認めろという主張です。これら生殖補助医療技術を用いた男女産み分け推進派の中には、同性の子が連続した場合に三人以降は許されるべきだという有力な主張があり、訴状でも展開されています。

SS研究会

SS研究会とはSex Selectionの略で、産み分けに関心がある全国八〇〇人以上の産婦人科医師で構成されている。

有力な主張

訴状によれば、飯塚理八（医学博士）、加藤一郎（法学博士、元東大総長）、中谷瑾子（法学博士）らの意見だという。

「同性を連続して産んだ場合には、異性を産みたいという本人の強い希望、周囲からの圧力、これについては、本人にとってはいわば病気に罹患《りかん》したに等しいものといえる。それゆえ、夫婦にしてみれば極めて深刻、すなわち重篤といえる場合が多い。しかし、異常を回避するということではない。同時に、正常の選択、命の選択をするということにも当たらなくなる」

大谷医師がやった男女産み分けも同性連続三人目以降の例であり、「やむを得ない措置《そち》であった」というのです。「三人目以降」ということは三人目も入ります。男が二人続いたから次は女がほしい、あるいはその逆でもいいのですが、こうした例なら認めてもいいというのです。でも、なぜ三人目からなら許されるのでしょう。「病気に罹患したに等しい」といいますが、そう言えるのかどうか。百歩譲って「等しい」としても、病気ではありません。「夫婦にとって極めて深刻」、すなわち「重篤」という論理展開も強引です。会告で用いている「重篤」という言葉とは、質的にかなり違います。

むしろ問わなくてならないのは、「本人の希望」がどこから出てきているのか、「周囲からの圧力」が理不尽《りふじん》なものではないのかということです。本人が自由な気持ちから希望しているように思い込んでいても、よく点検してみると、周囲の圧力を自分から先取りしていたという例もあります。さらには、それが本人の自由意志であったら産み分け（正確には「分け産み」）が許されるのでしょうか。「患者が希望するから」といって、医師は何でもそれに応えなくてはいけないのでしょうか。

確かにかつては、周囲の圧力には抵抗しきれないものがありました。商家《しょうか》なのに男の跡取《あとと》りがいない、だから妻以外の女性に跡取りを産ませるというような例もありました。子どもを産まない女、男児を産まない女は去れ、なんてナンセンスな言葉が大手《おおで》をふるって通用していました。でも、あれは封建時代《ほうけんじだい》とその残滓《ざんし》があった時代の話と言いたいところですが、残念なことに今でも似た例はあります。ある有名な一族に嫁入りした女性に跡取り息子を産めという圧力がかけられ、女性が精神的に追い詰められて大問題になっていることは、日本人のみんなが知っています。

こうしたケースにおける女性の地位とは何でしょう。「跡取り生産機」なのでしょうか。そんな前時代的な考えや桎梏《しっこく》から解放されない限り、「本人の希望」も額《がく》面《めん》通りには受け取れないでしょう。そして、たとえ本人の希望であっても、恣意《しい》のままに男だ、女だと選別しようとする姿勢自体もまた、問い直されなくてはなりません。先の有名一族の場合にも、皇室典範《こうしつてんぱん》を変えて女帝《じょてい》を認めようという議論さえ

起こっているのです。視野を広げ、発想を少し変えるだけで、ずっと楽になるはずです、

いずれにせよ、どんな理由からであっても、一つだけはっきり断言できることがあります。それは、男女の産み分けは親や周囲の都合だけを考え、生まれてくる本人のことをまったく考えていないということです。

受精卵診断で、夫婦が待ち望んだ女児を四人目に初めて得られたとします。当の女児がその事実を知ったらどうでしょう。「私は選ばれて生まれてきた。だからすばらしいのだ」と思えるでしょうか。「私」が生まれる陰で、男児となりうる受精卵が廃棄されたと知ったとき、自分の出生自体に暗い影を感じるのではないでしょうか。人為的な犠牲《ぎせい》のうえに自分の出生があるという、重荷《おもに》を背負わされた気分になるのではないでしょうか。はたしてショックを受けないで済むでしょうか。

Q 17 受精卵（胚）は人なのでしょうか、モノなのでしょうか?

体外受精でできた受精卵（胚）は移植されて人になるものもあれば、廃棄されたり研究用に回されるものもありますね。人とモノのどちらなのでしょう?

受精卵（胚）の地位の問題ですが、日本の現行法《げんこうほう》を見わたしても、胚の地位を定めた規定はありません。現行法の条文にあるのは、母体内の胎児に関するものまでです。刑法では「堕胎罪《だたいざい》」で胎児が保護対象とされ、「母体保護法《ぼたいほごほう》」（↓Q18参照）では身体的または経済的理由により認められた場合だけ人工妊娠中絶が許されます。これが許される期間は、妊娠二二週未満とされています。また、民法では生きて生まれた胎児だけに、不法行為《ふほうこうい》に対する損害賠償請求権（第七二一条）や相続権（第八八六条）などを、胎児だった時期にさかのぼって取得《しゅとく》できると定めています。

胎児はまだ人間として生まれてはいないけれど、人に近い存在としての扱いがされていることがわかります。ところが、胎児になる前の存在である胚にはこうした規定がまったくなく、体外受精でつくられて「余剰胚《よじょうはい》」となったものは廃棄されたり、研究用に回されています。母体に移植《いしょく》されれば立派に人になれる存在なのに、移植以外の道をたどればその芽が絶たれてしまうのです。あるいは移植されるとしても、胚に人為的な改変《かいへん》が加えられて遺伝子に変化を生じさせるようなことがあれば、その影響は生まれてくる子どもだけにでなく、子々孫々《ししそんそん》にまで及びます。

こんな大事な存在なのに地位があいまいなのは、これまで「神の領域《りょういき》」とされていた分野に医療技術が急速に入り込んできたからです。倫理的問題としての検討ができないまま、技術が先行し、現実が積み上げられてしまっているのです。特に、この面での立ち遅れは日本で著《いちじる》しいものがあります。しかし、胚の地位や扱い、利用法について何らのルールがないまま現実が突っ走るのは、けっして望ましいことではありません。ここで、胚の地位について、考え方を整理しておきましょう。大別して、次の三つの考え方があります。

①人の胚（受精卵）も人と同じである。
②人の胚はモノである。
③人の胚は人でもモノでもなく、「人の生命の萌芽」として独自の位置にある。

①の立場は受精の瞬間から人としての尊厳《そんげん》を認めるべき存在になるという考え方で、キリスト教のカトリックでこの立場をとります。この立場では胚の廃棄や研

カトリック

たとえば、一九九五年四月、ローマ法王ヨハネ・パウロ二世は生命倫理についての見解「生命の福音」で、人の生命が始まるのは受精の瞬間であると明言している。

究利用などは基本的に認められませんが、厳格《げんかく》な条件をつけて例外を認める考え方もあります。②は物体視《ぶったいし》するもので、所有権者の承諾《しょうだく》があり、一般的な倫理に反しない限り、どう扱おうが自由という考え方です。当事者の自己決定権に最大の重きを置く面では、アメリカ的な考えと言えます。③は①と②の中間的立場で、ヨーロッパ諸国の法規制や日本の総合科学技術会議生命倫理専門調査会の中間報告（二〇〇三年一二月）でこの立場をとっています。中間報告では次のように述べています。

「ヒト受精胚については、人格を持つ『人』ではなく、単なる『モノ』でもない中間的存在として位置付けざるを得ない。これは『人の生命の萌芽』と呼ぶことになるが、その概念自体は、〈ヒト胚の取り扱いは『モノ』に対するのと同じであってはならない、しかし『人』と同一であるべきでもない〉ということを意味するにすぎず、さらに考察《こうさつ》を加える必要がある」

要するに、モノ扱いはできないが人扱いもできない、だから一定の条件下で研究などにも利用させてもらう、ということなのです。こう続きます。

「『人の尊厳』との関係で、人そのものではないとしても『ヒト受精胚』の尊重が求められるのであり、ヒト受精胚を損なうような取り扱いは原則的に許されない

人の尊厳

「人の尊厳」の定義は、一律には決まらない。欧米人の中には自律性が損なわれることで尊厳が冒されると考える人も少なくなく、大脳が機能を失ったら安楽死（尊厳死）を認めるべきだと主張する人もいる。米国の社会学者ルース・ベネディクトによって「恥の文化」と規定された往時の日本文化・社会にあっては、恥ずべきこと、辱めを受けることは尊厳を失うことだったかもしれない。いずれにせよ、その人固有の価値なりアイデンティティーを認めて尊重することが、「人の尊厳」の尊重にも結びつくと言えそうだ。

と考えるべきである。他方、人々の生命・健康の価値や幸福への希求に応えていくことも、健《すこ》やかな生命を営むことができるという意味で、『人の尊厳』に由来《ゆらい》する要請である。こうした要請に応えるためにヒト受精胚を用いざるを得ない場合まで、すべて『人の尊厳』という理念の堅持《けんじ》からヒト受精胚の扱いを否定することはできず、こうした場合に例外を認めないものとは考えられない」

なんとも苦しい論理展開《ろんりてんかい》です。ただ「幸福への希求《ききゅう》」に応えましょうというのでは、「患者の幸せのためなら何でもやりましょう」という医師と変わりありません。結局、研究利用への道だけはなんとしてもつけておきたいという意図が、透けて見える作文です。

案の定、同調査会は〇四年六月、ヒトクローン胚作成を基礎的な研究に限り認める方針を決めました。ヒトクローン胚作成は、〇一年に施行されたクローン技術規制法に基づく指針では禁止されています。詳しくは別項（↓Q23、25参照）に譲《ゆず》りますが、この胚を着床させればヒトクローンづくりになるだけに、最も慎重な検討が要求されるものです。ところが、この方針は会長（薬師寺泰蔵・慶応大学法学部客員教授）案として突然提案され、不意打ちの採決による多数決で決められたのでした。国の会議で基本方針がこうした強硬策《きょうこうさく》で決まってしまうのには、憤《いきどお》りだけでなく、そら恐ろしささえ感じます。

しかし、ヒト受精胚の研究は同調査会の中間報告以前にも、〇二年一月の日産婦会告で条件つきながら認められています（→Q6参照）。その中で「受精卵はヒト胚性幹細胞《はいせいかんさいぼう》（ES細胞）樹立《じゅりつ》のためにも使用できる」とヒトES細胞の樹立も肯定しています。それに使えるのは「余剰胚」に限られるはずなのですが、実際に行なわれている研究では「第三者の配偶子を用いることもありうる」と明記したものもあります。現実にはヒト受精胚が、余剰胚からだけではなく、第三者の配偶子も含めて人為的につくられているようです（坂井律子、春日真人『つくられる命』NHK出版）。こうした現実の上に乗ってのごり押しが、このヒトクローン胚作成に関するゴーサインだったと言えそうです。

研究者側からすれば、外国との競争に遅れをとりたくないという気持ちが働いているのかもしれません。そして、その背後には再生医療分野《さいせいいりょうぶんや》で期待される巨大市場が控えています。ビッグ・ビジネスに乗り遅れるなという企業サイドの要請もありそうです。ヒト胚の扱いをめぐってはこんな背景があるのですから、いっそう疑惑《ぎわく》を招《まね》くような動きは慎《つつし》まねばならないし、より広範な国民レベルの深い議論が必要です。その点で、守るべき公共的価値に重きを置き、議論を積み重ねてきた欧州

生命の始まり

欧州では、受精の瞬間から人であるという考えと、中枢神経の原型ができる受精後一四日までは人として

主要国、中でも最も先鋭的に立法化まで進めたフランスの実践は参考になりそうです。

フランスは九四年六月、「生命倫理法」と総称される三つの法律を成立させました。その最大の特徴は、規制の根拠となる共通の倫理原則を「人の体の尊重について」という一節にして民法に新たに書き加えたことでした。「法は人身の至上性《しじょうせい》を保障し、その尊厳へのあらゆる侵害を禁じ、人をその生命の始まりから尊重することを保障する」「各人は体を尊重される権利をもつ」といった内容です。さらに「人身の尊厳」の具体的中身として「人の体は不可侵である。人の体、その要素およびその産物は、財産権の対象にできない」という二大原則を定めています。つまり、これが破られれば「人の尊厳」が冒《おか》されたと見なされるのです。前者の不可侵の原則から治療による侵襲に先立つ本人同意の原則が、後者の財産権の対象外原則からは実験・研究などの無償《むしょう》原則がそれぞれ導かれ、さらに匿名《とくめい》（個人情報保護）原則も規定されています（橳島《ぬでしま》次郎『先端医療のルール』講談社現代新書）。

橳島さんは、これは「人体の人権宣言」であり、民法の「人」と「物」の規定の間に「第三の範疇として『人体』の規定を新設し、近代法の体系に一大革新を持ち込んだ」と意味づけます。生命倫理法の「人体の要素」とは臓器《ぞうき》や組織を指し、

の存在は始まっていないという、脳の活動に人の本質を見る考えが対立しているという。二〇〇一年に旧科学技術庁の委託で野村総研が行なった全国意識調査では、「いつの時点から人として絶対に侵してはならない存在か」との質問に対する答えは、「受精の瞬間から」が三〇％で最も多く、以下「人間の形がつくられはじめる時点（受精後一四日くらい）」一七％、「母体外に出しても生存可能（妊娠二二週以降）」一五％、「出産の瞬間から」八％と続く。人の受精卵の研究利用については、「自由に利用していい」三％、「厳しい条件の下ならいい」四一％、「認められない」二一％だった（橳島次郎『先端医療のルール』講談社現代新書）。

「人体の産物」とは血液と配偶子を指します。さらに、これら倫理原則は遺伝子にも及びます。「法の保護の対象になる遺伝子は、個々人のものであるとともに人類全体のものだという認識がある」（同）からです。さらに、橳島さんはこう指摘します。

「生命科学・医学の研究と臨床応用《りんしょうおうよう》において、人体の保護を通じて人権を保護することは社会の秩序に関わる重要な公益であり、そのためには個人の自由も制限を受ける。公《おおやけ》の秩序が守られなければ個人の自由と権利も守られない。それがフランスの生命倫理法を導く人体の人権思想の基本的考え方である」

「人の尊厳」があくまで個々人の範囲にとどまるアメリカとは、対照的な概念と言えます。こうした基本姿勢はヒト胚の扱いにも現われており、フランス以外の欧州各国でも法律で医療と研究で用いる胚の扱いを厳しく規制しています（↓Q26参照）。その根拠になっているのは「胚段階からの、人の生命の尊重」（ヨーロッパ連合倫理諮問グループ答申、一九九八年）という考え方です。

各国には歴史や文化、社会の違いがあり、生命観も日本と欧米では異なります。しかし、これまでの日本のような、なし崩しの現状追認や、理念・原則抜きの方針決定には、今こそピリオドを打つべきです。

Q18 日本は今でも「堕胎天国」と呼ばれているそうですね。どうしてですか？

統計上の人工妊娠中絶は減っているようですが、ヤミ中絶は今でも多いそうですね。その背景には何があるのですか？国の政策とも関係があったそうですが？

中国の「一人っ子政策」を見るまでもなく、人口の動向は一国の政治や経済などに大きな影響を与えます。子どもをもうけるかどうかという、極めて個人的なことに国が介入するのを、きっと私たち日本人は違和感をもって眺《なが》めているはずです。民主化の進んだ国ではあんな権力の横暴《おうぼう》は許されないよ、と考えるはずです。しかし実は、日本が今でも「堕胎天国」とか「中絶天国」と言われる背景には、政府の強力な人口政策があったからなのです。その道具とされたのが「優生保護法」（一九九六年に「母体保護法」に名称も含めて改定）でした。

日本の人口政策の変遷《へんせん》を、たどってみます。

一八八〇年、旧刑法が制定され、「堕胎ノ罪《だたいのつみ》」が定められました。一九〇七年には堕胎罪の刑罰が「重禁固刑《じゅうきんこけい》」から「懲役刑《ちょうえきけい》」に強化されました。フランス刑法にならって作られたので堕胎を罪とするキリスト教の影響を受けたということもありますが、堕胎を禁じた最大の理由は富国強兵策《ふこくきょうへいさく》にありました。その後、大正半ばの米騒動《こめそうどう》、昭和初期の世界恐慌《せかいきょうこう》で逆に人口過剰《じんこうかじょう》が問題となり、貧困《ひんこん》と多産《たさん》に苦しむ無産者たちの救済《きゅうさい》と受胎調節《じゅたいちょうせつ》が社会主義者たちの運動で進められましたが、堕胎は禁じられたままでした。

さらに、第二次大戦下の一九四〇年に「国民優生法」が制定されます。「産めよ、殖《ふ》やせよ」という国策《こくさく》に沿《そ》ったものです。その内容はナチス・ドイツの「遺伝病子孫防止法《いでんびょうしそんぼうしほう》」（一九三三年制定）の優生政策を取り入れたもので、健全者の堕胎と産児調節《さんじちょうせい》を禁止する一方で遺伝性疾患、精神病などの人に不妊手術を強制するものでした。ナチス同様、戦争遂行《すいこう》に役立たない人たちを抹殺《まっさつ》しようとしたのです。さらに母子保健政策も強化され、三八年に厚生省を、四一年にその人口局に母子課を設け、四二年には妊産婦手帳による妊娠の届出制度をスタートさせました。健康な子どもをたくさん産めと奨励《しょうれい》したのです。

敗戦《はいせん》とともに、戦地から男たちが一斉に引き揚げてきました。この復員《ふくいん》により成人数が大量増加し、続いて空前《くうぜん》のベビーブームがおき、出生数が急増しました。日本の人口が敗戦の四五年から四年間で一千万人以上も増えるほどでした。経済は

空前のベビーブーム
日本ではブームピークの一九四七～四九年には毎年二百数十万人が生まれた。この人たちを、後に作家の堺屋太一が「団塊の世代」と名づけた。この第一次ベビーブーマーたちは受験戦争を始めとする競争社会の先駆けであり、ファッションやライフスタイルなどの面でもその動向が注目された。蛇足ながら、私もその一員。

新刑法でも堕胎罪
第二一二条に「妊娠中の女子が薬物を用い、又はその他の方法により、堕胎したときは、一年以下の懲役に処する」とある。

ハンセン病
〔癩菌《らいきん》を発見したノルウェーのハンセン（一八四一～一九一二）の名

どん底、日本中の家庭では明日の食糧《しょくりょう》もままならない時代です。危険なヤミ中絶が横行《おうこう》し、政府はその対策を迫られることになりました。こうして、一九四八年、「優生保護法」が成立します。戦後の新刑法でも堕胎罪は残されましたが、人工妊娠中絶を一定の条件下で合法化し、人口抑制《じんこうよくせい》を図ろうとしたのです。

優生保護法の柱は二つあります。第一条に「この法律は、優生上の見地《けんち》から不良な子孫の出生を防止するとともに、母性の生命健康を保護することを目的とする」と謳《うた》っています。「優生保護」と「母性保護」が表の目的なのです。この目的にかなえば人工妊娠中絶が許されるわけで、その条件も示されています。「優生上の見地から」という表現でもわかる通り、戦中の国民優生法にあった優生思想をそっくり受け継ぎ、さらに強化さえしています。具体的には、①本人か配偶者が遺伝性の精神病や身体疾患、奇形などをもっている場合、②本人か配偶者の四親等以内の血族が遺伝性の精神病や身体疾患、奇形をもっている場合、③本人か配偶者がハンセン病の場合、④妊娠の継続または分娩が身体的または経済的理由により母体の健康を著しく害するおそれのある場合、⑤暴行《ぼうこう》や脅迫《きょうはく》で妊娠した場合——には、妊娠中絶が許されるというのです。④は「経済条項」と呼ばれ、四九年の改定で追加されたものです。今、現実に行なわれている中絶は、ほぼ一〇〇%がこれを理由として

にちなむ〕癩菌の感染によって起こる慢性伝染病。伝染力は弱い。皮膚に結節・斑紋ができ、その部分に知覚麻痺がある。また、まゆ毛・まつ毛の脱毛、手足や顔面の変形、視力障害などがみられる。かつては不治の病とされたが、新薬の出現により治療可能。日本では新患者の発生はほとんどない。癩病。レプラ(『大辞林』三省堂)。優生保護法では人工妊娠中絶だけでなく、遺伝性疾患をもつ人、精神障害者、知的障害者に対して優生手術(断種)も、本人の同意なしに強制実施できる規定があった。ハンセン病は、アメリカで開発した特効薬プロミンが日本でも戦後まもなく普及して治療できるようになっていたが、ハンセン病患者も断種の対象とされた。「ハンセン病問題に関する検証会議」は二〇〇五年一月、国立ハンセン病療養所な

います。

以上のように、優生保護法では優生思想と母体保護がセットになり、人口の増加は抑えながらも「優秀な子孫」は繁栄させようというのです。その一方で、障害者を軒並《のきな》み「不良」と見なすわけですから、「人間の尊厳」を冒す、極めて差別的な法律です。ところが、途中で二回、改定の動きがあったものの、九六年に「母体保護法」としてこれら①〜③の優生的な条文がそっくり削除されるまで、四八年間も存在し続けたのです。

優生保護法の効果はてきめんで、同法が施行《しこう》されてから一九五五年まで中絶数は一貫して急増し、それと反比例して出生数は一貫して減少します。両者の絶対数が一番接近した一九五七年には出生数が一五六万人に対して中絶数が一一二万人となり、現実には中絶が三〇〇万人に達していたとも言われます。ヤミ中絶が横行し、日本は「堕胎天国」と呼ばれるようになりました。というのも、欧米諸国ではこの時期にはまだ中絶が解禁《かいきん》されていなかったからです。

こうして政府の意図した通りに人口爆発《ばくはつ》は食い止められ、経済と人口のバランスがとられて日本は順調に復興《ふっこう》しました。ところが、六〇年代の高度経済成長《こうどけいざいせいちょう》時代に入ると困ったことが起こりました。日本の将来人口が減り、経済成長に暗雲《あんうん》が漂《ただよ》

ど六カ所に人工流産や人工早産させられたと見られる胎児が標本として一一四体保存されているという内容の調査結果を厚生労働省に提出した。不法な中絶が常態化していたことを物語るものと見られる。

優生思想

人類の遺伝的素質を改善することを目的とし、悪質の遺伝形質を淘汰し、優良なるものを保存することを目的とする学問。一八八五年、イギリスの遺伝学者ゴールトンが首唱(『広辞苑』岩波書店)。「生まれてきてほしい人間の命と、そうでないものを区別し、生まれてきてほしくない人間の命は人工的に生まれないようにしてもかまわないとする考え方のこと」(森岡正博『生命学に何ができるか』勁草書房)の定義がわかりやすいかもしれない。

うという予測が出てきたのです。成長に見合った若年労働力《じゃくねんろうどうりょく》の確保が要請されました。そこで、一転して中絶の抑制《よくせい》にかかります。今度は子どもを殖やせというのです。これが一九七〇年代の改定の動きです。

七二年に国会に提出された改定案は、中絶を許す条件から「経済条項」を削除する一方、胎児に障害があるとわかった場合は中絶できる「胎児条項」を新たに入れ、分娩指導により若い年齢での初回出産も奨励《しょうれい》するという内容でした。出生率を上げるとともに、心身障害児の発生予防に国を挙げて取り組み、「質の向上」を目指そうというのです。

当時は母子死亡率が高く、障害児も増加、サリドマイド禍《か》が社会問題にもなっていました。さらに、超音波検査や羊水検査の出生前診断技術が向上したことも、見逃せません。兵庫県では「不幸な子どもの生まれない対策室」を六六年に設置し、先天的異常をもって生まれる子を「不幸な子」と見なしました。そして七二年には、その出生予防のために羊水検査の費用を県費で負担することにしました。このキャンペーンはけっして突出《とっしゅつ》したものではなかったようで、政府にしても障害児の発生予防を政策課題《せいさくかだい》と見ていました。障害児は医療費がかかるうえに将来の労働力としても多くを見込めないので経済発展の支障になるということが、厚生省の審議会な

欧米諸国
欧米諸国の中絶解禁はウーマンリブ運動の高揚によるもので、米国では一九七三年、フランスでは七四年に合法化された。

胎児条項
優生保護法第一四条では、本人および配偶者の同意を得て人工妊娠中絶を行なうことができるケースを定めており、その第四項に「その胎児が重度の精神または身体の障害の原因となる疾病または欠陥を有しているおそれが著しいと認められるもの」が、改定案で新たに追加されようとした。

サリドマイド禍
鎮静・催眠薬の一種。一九五七年に西ドイツで開発。妊娠初期に服用するとあざらし肢症奇形児の出産が

どでも堂々《どうどう》と論じられていたのです。

しかし、この法案は障害者団体や女性団体から強い抗議《こうぎ》を受け、審議未了《しんぎみりょう》で廃案となりました。七三年に再提出され、翌年に衆議院で「経済条項」の削除だけが採択されましたが、参議院で審議未了・廃案となりました。障害者団体の中で最も強く抗議したのは脳性《のうせい》まひの人たちの「青い芝の会」でした。胎児の障害を理由に中絶を認めることは、現に生きている障害者の存在を否定することになるという主張です。この人たちは当然ながら、兵庫県の運動も厳しく批判し、胎児診断の県費負担は中止されました。一方、女性運動の人たちは「産む、産まないを決めるのは、基本的に女性の権利だ」という主張を掲《かか》げていました。胎児を長い期間、自分の体内に宿す女性には、出産について「自己決定権」があるというのです。この主張は欧米のウーマンリブ運動の主張でもあり、この運動により欧米では中絶の合法化を獲得してゆきます。日本の場合は、そのずっと前に中絶は合法化されており、女性たちの運動はその権利を守り抜いてゆくところにねらいがありました。ですから、「経済条項」の廃止はその主張に逆行《ぎゃくこう》するものなのでした。

つまり、両者はどちらも優生保護法の改定に反対したのですが、障害者たちは「胎児条項」の新設に対して、女性運動者たちは「経済条項」の削除に対して、そ

多くなることが明らかになり、各国で製造・販売が禁止された（『大辞泉』小学館）。世界十数カ国で販売され、数千人の被害児が生まれた。日本では五八年から六二年まで神経性胃炎の薬として売られ、「妊婦にも安全」と宣伝したので妊娠時のつわりに用いられ、三〇〇人余の被害児が出ている。被害者が国と製薬会社を相手に訴訟を起こし、七四年に和解が成立している。

キャンペーン

「不幸な子どもを産まないための運動」は六〇年代後半~七〇年代にかけて、北海道、青森県、福島県、福井県などの自治体でも推進された。兵庫県の運動では、「不幸な子ども」が生まれてこないために、近親結婚を避けること、出生前診断を受けること、性の価値観を守ること

れぞれの主ターゲットを設定していたのです。そして、この違いが両者の間で衝突を生みました。女性の「産む産まない」という選択の中に障害胎児の中絶も含まれてしまうことに対して、障害者が問題を提起したのです。両者はこの後、その対立を乗り越えようとして真摯《しんし》な対話を重ね、より深い理解に達し、優生保護法改定反対に共闘《きょうとう》するようになりました（両者の対立点は今でも未解決な重要な論点をはらんでいるので、次項で詳しく紹介します）。

優生保護法改定の動きは八二年にも再燃《さいねん》しましたが、「経済条項」を削除する案はここでも女性たちの反対運動などで国会上程が阻《はば》まれました。そして、九六年六月、今度は差別的な優生思想にもとづく条項がそっくり削除され、名称も「母体保護法」に改められました。女性障害者が九四年にエジプトのカイロで開かれた国際・人口開発会議で時代錯誤《さくご》の優生保護法の存在と、女性障害者が生理介助《せいりかいじょ》の大変さから子宮を摘出されていることなどを訴え、国際的な批判を日本政府が浴びたことが、この改定の背景にはあります。ともあれ、優生思想に訣別しようとしたのは望ましい前進ですが、人工妊娠中絶と不妊手術《ふにんしゅじつ》の要件が患者の自己決定権にもとづくのではなく、従来のまま国の認定基準《にんていきじゅん》で行なわれるなど、まだ問題は残ります。

こうして戦前から現在に至るまでの、人口妊娠中絶に対する規制のあり方を概

などを目標として掲げていた。

厚生省の審議会

母子保健対策懇話会が六八年に出した「母子保健総合対策の確立に関する意見書」では、母子保健が「民族の繁栄と平和、社会道義、経済発展などとも密接な関連を持っている」と前置きして、出生率の低下、先天異常の増加などについて、「もし現状のままに、これを放置すれば、家庭生活の混迷、出生率低下のために、労働力不足、経済発展の阻害のみならず、民族の老化を来たし、わが国将来の発展に大なる暗影を投ずることになる」と述べている（丸本百合子・山本勝美『産む／産まないと悩むとき』岩波ブックレット）。

観してみると、規制と国の人口政策とが緊密にリンクしていることがわかります。そして、今や従来の観念の中絶だけではなく、体外受精における「余剰胚」の廃棄、受精卵診断による男女産み分けなどの「質的選別」による望まぬ胚の廃棄など、新たな形の「中絶問題」(=優生思想)も出現しています。たとえ統計上の堕胎数は減っても、「堕胎天国」の現実は形を変えながら続くような気がします。

「医師の申請」による優生手術の実施数

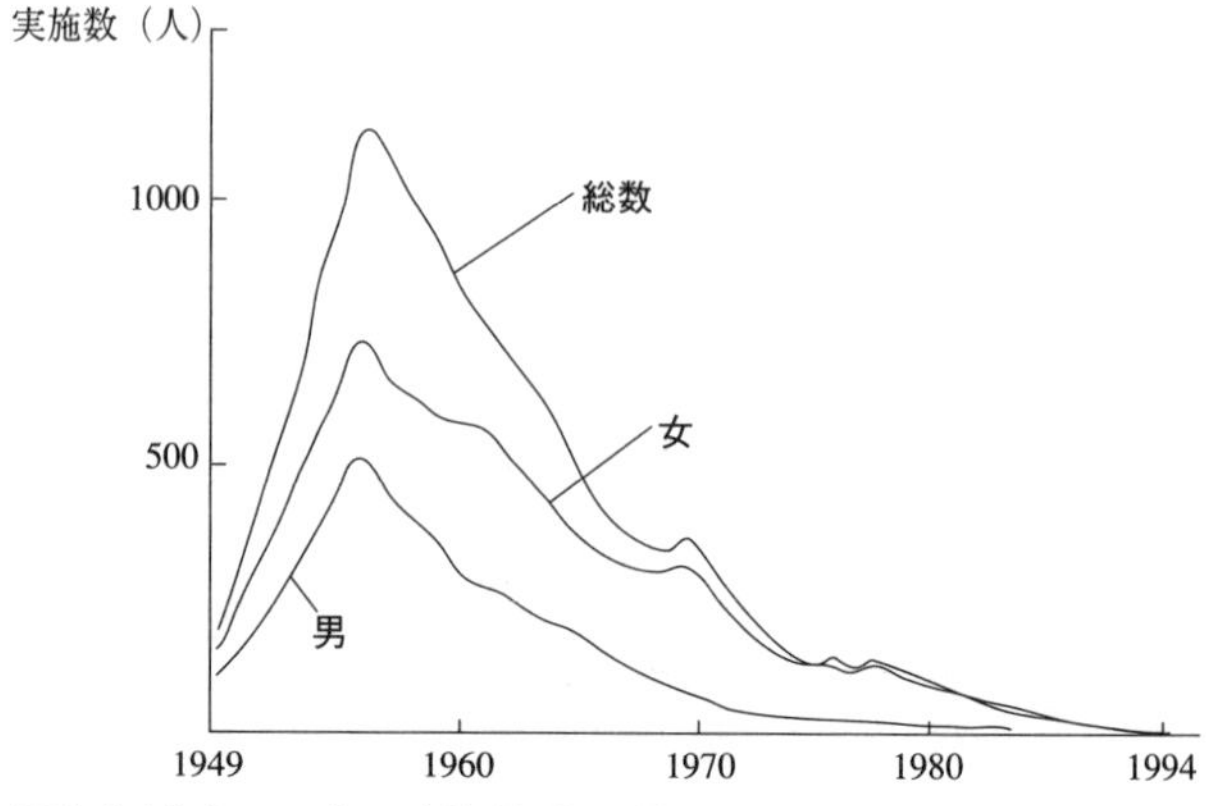

市野川容孝氏作成データ(江原由美子編『生殖技術とジェンダー』勁草書房、1996年所収)による。
坂井律子『出生前診断』(NHK出版)より作成

Q19 中絶をめぐって、女性と障害者の運動の間で論争があったと聞きましたが？

中絶が認められてきた日本で、障害胎児の中絶を認める「胎児条項」が問題になったのはなぜなのですか。女性の自由ではないのですか？

もう三〇年以上も前のことですが、Q18で紹介したように、優生保護法の改定をめぐって女性運動と障害者団体の間で論争がありました。どちらも法改定には反対し、共闘《きょうとう》して廃案《はいあん》に追い込んだのですが、「胎児条項」に対する捉《とら》え方は異なりました。女性運動側は「産む産まないは女の自由」との主張を掲げました。この自由の中には、経済的理由から中絶する自由もあるし、胎児の障害を理由に中絶する自由も論理的には含まれていました。それに対して、脳性まひの人たちの団体「青い芝の会」が、胎児の障害を理由とした中絶を認めるのは、障害者はこの社会に存在しない方がいいという「健全者《けんぜんしゃ》のエゴイズム」に外ならない、と問題を突きつけたのでした。

この「選別的中絶《せんべつてきちゅうぜつ》」の問題は、両者間の論争を通じて認識が深められはしましたが、未解決のまま今に持ち越されています。そして今は、生殖補助医療が発達し、障害遺伝子をもつ受精卵の選別・廃棄などが新たな問題として浮上しています。これも倫理的には同じ問題をはらんでいると考えられます。「選別的中絶」の問題は「選別的胚廃棄」も含み込んで、その領域を拡大しているのです。このように、現実はいっそう複雑な様相《ようそう》を見せていますが、大事な論点はすでに七〇年代の論争で提出されており、今後の指針にもなりそうです。その意味からも、論争の中身を振り返っておこうと思います。

七二年提案の優生保護法改定案の中身は、①中絶を許す条件から「経済条項」を削除する、②その条件に「胎児条項」を追加する、③若い年齢での初回出産を奨励する――の三点でした。これに対して、当時のウーマンリブが猛反発《もうはんぱつ》し、三点すべてに反論を加えています。森岡正博『生命学に何ができるか』（勁草書房）によれば、次のようなものです。

①の経済条項の削除については、世界第二位のGNPを達成しても庶民の暮らしは楽でなく経済的理由による中絶には意味があること、経済条項の削除は事実上の中絶禁止であり、③も含めて女性を家庭に縛りつけようとする政策だ、と批判します。②の胎児条項の追加には、サリドマイドやスモン病、胎児性水俣病などによ

スモン病
亜急性脊髄視神経障害。一九五五年ごろから七〇年にかけて日本で多発した、キノホルム剤服用による中毒症。腹痛、下半身のしびれ、知覚・運動神経や視力の障害が起こる。厚生労働省の特定疾患に指定。（『大辞泉』小学館）

る胎児の障害の原因は政治・行政・企業側にあり、それを放置したまま障害胎児の中絶で切り抜けようとしており、役に立つ人間のみが欲しい国のたくらみを女性の自己決定の問題にすりかえて障害児抹殺《まっさつ》の責任を女性に押し付けようとしている、と反論します。これらの主張が何を糾弾《きゅうだん》しようとしているのか、その意図を、森岡さん（大阪府立大教員）は次のようにまとめています。

《生産性の論理によって動く日本国家は、人間の数の管理と、生まれてくる人間の品質の管理を強化しようとしている。生産性の上がらない人間はなるべく排除《はいじょ》し、生産性の上がる労働力を増加させようと考えている。そのためのもっとも安易な管理の手段として、国家は女性の出産に介入しようともくろんでいる。つまり国家は、女性の身体を、生産性の上がる子どもを適正な数だけ産みだす「子産み機械」としてとらえ、資本拡張《しほんかくちょう》のための道具として管理しようとしている。そして女性の自立をはばみ、家庭の中に押し込めることで、その口をふさごうとしている。このように組み上げられた社会と国家の構造それ自体を、変革しなければならない。そして、女性に子どもを産む・産まないの自由と、産みたいときに産める環境を与えるべきである。》

この女性たちの問題意識は、女性を道具として管理する国家・社会・家庭の構

胎児性水俣病
水俣病は「有機水銀による中毒症。中枢神経が冒され、手足のしびれ、言語障害、目や耳の機能喪失を起こし、重症では死亡することもある。水俣市に一九五三年ごろから発生。チッソ水俣工場の廃水中に含まれるメチル水銀が海水を汚染し、魚介類に生物濃縮され、それを食べて人体内に入るのが原因。六八年に政府が公害病と認定」（『大辞泉』小学館）。水俣病の女性が妊娠して胎児にも同様な症状が現われた。

造事態の変革に向けられており、胎児の中絶という問題がそうした大きなスケールで語られたことについて、森岡さんは「まさにここに日本最初の現代的な『フェミニズム生命倫理』のパラダイムが成立した」と讃《たた》えています。この頃、マスコミではピンクのヘルメットをかぶった「中ピ連」の活動ばかりが興味本位に取り上げられていたことを思い出します。その陰でこうした真摯《しんし》な取り組みがあったのです。そこへ「青い芝の会」からの重い問題提起があり、「日本の生命倫理は、リブの女性と青い芝の会の障害者によって、一気に立ち上げられた」のでした。

「青い芝の会」は、この女性たちに「お腹の子どもが障害児だとわかったときにでも、女性に中絶の権利はあるか」と迫《せま》りました。障害者だから中絶するのは障害者差別であると批判された女性側は、大きく動揺《どうよう》します。この難問はリブ内部で決着に至らず、今に持ち越されていますが、論点の先見性《せんけんせい》は世界的に見ても特筆に値すると言います。ドイツでは、一九七六年にいったんは導入された「胎児条項」が九五年に削除されました。出生前診断に反対する障害者の声に多くの人が耳を傾けだし、フェミニストの側からも懐疑《かいぎ》や批判が聞かれるようになったからだそうです。

「青い芝の会」が胎児条項の追加に危機感を募《つの》らせたのには、きっかけがありま

中ピ連

「中絶禁止法に反対しピル解禁を要求する女性解放連合」の略称。一九七二年に榎美沙子をリーダーに結成された。ピンクのヘルメット姿でスネに傷がある男性をつるし上げるなどの派手な行動もとり、マスコミで興味本位に取り上げられた。

論点の先見性

この点について、女性側からの発言として次のようなものがある。「中絶を認めている優生保護法が、女性と障害者の両方を差別している法律だったために、女性が産む産まないの問題を考えるときは、必然的に障害者のおかれた状況も考えなければいけないわけです。欧米の反中絶禁止運動と日本の運動との決定的な違いは、日本の運動は障害者の問題が視点に入らざるを得ないという

した。七〇年に横浜市で起きた、母親による脳性まひの子殺し事件でした。殺された子よりも殺した母に同情が集まり、母親に対する減刑嘆願運動《げんけいたんがんうんどう》が始まったのです。新聞は「悲劇《ひげき》」と書き立てましたが、「悲劇」の中身は「健全者」にとっての悲劇であり、障害をもった人を殺しても重罪に問わなくてもいいと健全者たちが考えているのだ、と障害者たちは感じました。さらに、七六年には川崎市内でバスが車椅子の乗車を拒否する事件も起きました。

こうした事件への抗議活動を通じ、「青い芝の会」の人たちは「健全者のエゴイズム」「心の内なる差別意識」（内なる優生思想）の存在をはっきりとつかんでいったのでした。そして、障害者を見る基準を健全者側から障害者自身の側へ移し、「このままでいい」と自らを肯定してゆくようになります。次のような姿勢です。

「彼らは、障害をもって生きることが当事者の不幸なのではないのだと、はっきりと述べた。現に障害をもって生きることが不幸であるなどと言えない。勝手に人の幸不幸を決めるな、不幸と決めつけているのはあなた方ではないか、私達が不幸であるとすればそう決められることが不幸なのであり、また、それを私達が受け入れた時に自身を不幸であると思うことになるのだ、と彼らは言う。（中略）こうして否定的な規定が自らに送られることに抗し、私達・社会の側に送り返す。どこま

状況にあったことです。欧米の運動は、障害者を産む産まないも女性の自己決定ということで簡単に語られてしまって、女性障害者の産む権利や、胎児の障害がわかったとき、どうするかなどの問題をあまり深く追求していないと思うのです」（丸本百合子『産む／産まないを悩むとき』岩波ブックレット）

で障害者でなくなるか、どこまで障害を『克服』するか、という問題の設定から、このままでよい、今のままの私でよいのだというところへ、自らを移動させようとした」（立岩真也『私的所有論』勁草書房）

胎児条項の追加について、「青い芝の会」は次のような批判をしています。

「今、国家権力の手で企てられようとしている優生保護法改正案は『不良な子孫』の名の下に障害者を胎内から抹殺し去ろうとする行為であり、現在存在している我々ＣＰ者の存在をも否定しようとする論理に通じていることは明白である」（『あゆみ』一六号、同書）

「障害児を胎内から殺すことは、私たち、現に生存している障害者の存在根拠をものの見事にくずしていく結果を産むのである。この法案が成立した時、それは、すべての健全者が、社会が、権力が、私に向かって『死ね』と言うことなのである」（横田弘、前掲森岡書）

「青い芝の会」は、胎児の障害を理由とする中絶も結果的に含む、女性運動者たちの「産む産まない女の自由」の中にも、こうした「健全者のエゴイズム」があるのでないか、それをどう考えるのかと迫ったのでした。こうした批判を受けて女性側から自己批判をする団体も出てきました。

CP

脳性マヒの英語「Cerebral Palsy」の頭文字による呼称。脳性マヒは、運動中枢の故障によって手足の動きや発語がうまくいかなる症状。

『私たちの仲間』

結合双生児やインターセックス、巨人症など、多様な身体で生まれてきた人たちは、正常ではないのか？ 彼らは、自分たちの身体を人と違うと思っているだけで、正常だと思っている。しかし、医師や世間は治すためにと、結合双生児が望まなくて

「自らが優生イデオロギーに侵され、障害者を差別抑圧《よくあつ》して来た事をまずもって自己批判しなくてはならないとおもいます。（中略）能率《のうりつ》の論理に侵され、早いものを美徳《びとく》として来た私達、五体満足《ごたいまんぞく》な子供を生みたいと思って来た私達、私達はまず自らの内なる優生イデオロギーと対決することから始めなければならないと思います。（中略）そしてこの優生保護法を今迄存続《いままでそんぞく》することを許して来たばかりではなく、女性が生きて行く為に必要であるかの様に考えて来た私達の健全者としての差別意識こそ変革して行かなければならないことに気づいたのでした」（「川崎婦人会議」、『あゆみ』一九号、同書）

さらに、七三年七月に「リブ新宿センター」が発行した『リブニュース』には、「堕胎の権利と『障害者』の解放は敵対しない」という見出しで、「産み育てる権利（＝堕胎の権利）の獲得とは、たとえ子供が『障害児』であっても、産みたければ産める社会的条件の獲得を根底にしたものでなければならないということだ。つまり、女が産む／産まぬの選択を真に主体化していくための権利の獲得は、本来、『障害者』解放と敵対するものでは決してない」（同書）という文章が載ります。法改定で両者の対立に追い込もうとする権力に向かって共闘すべきだ、という方向がここで出たのです。

も分離手術をさせたがる。一人を犠牲にしてでも分離手術をして、別々の身体をもつことが、医学的に正しいことなのか？　健常者の身体に近づけることが治すことなのか？　この本は、正常とは何か、差異は障害なのか、障害は悲劇なのかを問いかける。そして障害は社会的なもので、変えるべきは身体ではなく、そうした社会状況であり、我々の心ではないかと問いかける。

アリス・ドムラット・ドレガー著／針間克己訳、緑風出版

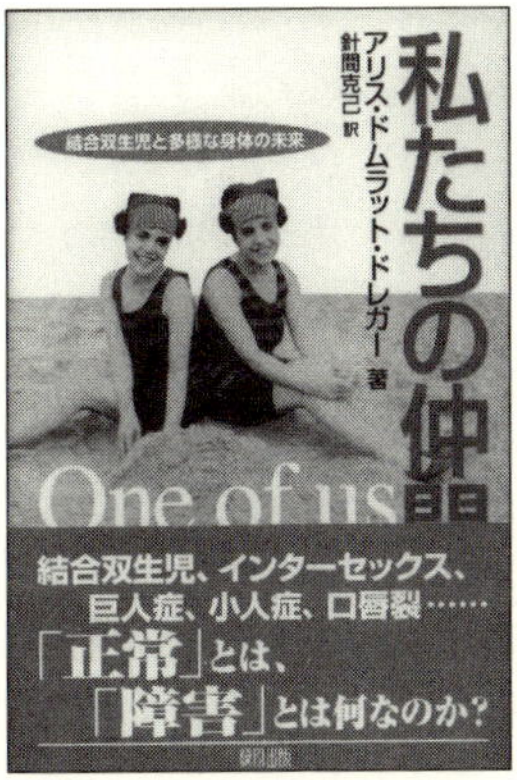

だけど、すでに中絶が合法化されているのに、なぜ「選択的中絶」には反対するのでしょう。共闘した両者が掲げた反対理由は、森岡さんのまとめによると三つあります。

① それが「障害者抹殺」の思想であり、胎児条項を法律で明文化することは、障害者は生まれてこないでよいと法のレベルで宣言することだ。

② 「生産性」のない人間を、社会の重荷《おもに》として切り捨ててゆくことになる。

③ 女の身体が、「健康で生産性があり国家に貢献する子ども」を産む「子産み機械」とされてしまい、女の身体を通して「弱者への差別意識」を植え付ける。

女の身体、中絶という行為を通して、国家レベルで障害者差別が行なわれるというのです。女性の中絶一般を認めていても、「選別的中絶」によって国家による出生の質的管理の道具にされるのは許せないということでしょう。でも、読者の中には、なんで中絶一般を女性の自由（自己決定権の対象）だと主張するのか、まだピンと来ない人もいることでしょう。これについては次項で考えることにします。いずれにせよ、胎児条項がその選別思想＝優生思想ゆえに大きな問題をはらんでいることは確認できたと思います。

ところが、九七年二月に日本母性保護産婦人科医会が胎児条項の導入を求める見解を発表するなど、この条項を入れようとする圧力は収まっていません。受精卵診断の対象拡大圧力などの動きと重なるものです。推進側は「実際には胎児の障害ゆえの中絶が行なわれているのだから実態に合わせよ」と主張していますが、七〇年代の貴重な議論をふまえて考えをより深めるべきでしょう。

Q20 女性の自己決定権って何ですか？

今や、フェミニズム運動だけでなく、代理出産や受精卵診断の推進派まで女性の自己決定権を唱えていますね。なぜ女性の自由が主張されるのですか？

妊娠・出産の大仕事を主に担《にな》うのは女性です。でも、子どもをもうけて育てていくことはカップルの協同作業です。なのに、一九七〇年代、八〇年代の優生保護法改定、特に人工妊娠中絶を制限する動きに反対するフェミニズム運動からは、「産む産まないは女性の自由」という主張が声高に叫ばれました。女性の自己決定《じこけってい》権を高く掲げるこの主張は、男性をカヤの外に置くように見えますが、フェミニズムが女性の立場を強く打ち出すのには理由がありました。彼女たちが問題にしたのは、女性が置かれている状況です。

「産む／産まないは女性の意思で決められる問題ではずっとなかったし、いまだにある程度は同様な状況があるのです。親や親戚から『中絶しろ』と迫られたり、逆に『どうしても跡取りを産んでくれなければ困る』『女の子二人では困る、男が

欲しい』と言われたりなどの圧力がかかる状況はけっしてなくなっていない」（江原由美子『自己決定権とジェンダー』岩波書店）

女性の前には自分たちの都合で「産め」とか「産むな」と強制してくる男・夫・家族がおり、その背後には家父長制《かふちょうせい》があり、そして国家の人口政策があった。また、その国家は生産至上主義が貫徹《かんてつ》している資本主義国家であり、その体制の中で女性は「子産み機械」として組み込まれ、出産に強制的な介入がなされた。そうした体制の圧力に対する抵抗権として、「女性の自己決定権」を主張する必要があった、そして、その状況は今も変わらない――というのです。

さらにフェミニズム運動は、生殖《せいしょく》における男と女の存在自体の決定的な違いも、問題にします。

「生命の誕生に関して、『男』と『女』は、まったく異なる関与《かんよ》を宿命《しゅくめい》づけられている。『女』は、その体内に子どもを『孕《はら》み』『出産し』、あるときは人工妊娠中絶という『子殺し』を選択し実行する。それは結果的に女の身体に直接的な傷を負わせる危険性をともなったものだ」（森岡正博『生命学に何ができるか』勁草書房）

たしかに、女性は自分の胎内にもう一つの生命を宿し、その成長を自らの身体内部において一体感をもって実感し続けます。妊娠・出産にともない、ときには妊

家父長制

父系の家族制度において、家長が絶対的な家長権によって家族員を支配・統率する家族形態。また、このような原理に基づく社会の支配形態。（『大辞泉』小学館）

婦自身の健康や生命さえ危ぶまれる経験もします。これは男性には起こりえないことであり、その違いは無視できないものです。

こうしてフェミニズムは、男性優位《だんせいゆうい》の生産至上社会による強制に対する「孕む性」からの異議申し立てとして、「女性の自己決定権」を打ち出したのでした。社会的・歴史的文脈の上に立って社会変革を求める、強烈な自己主張でした。ところが、「孕む性」であれば妊娠・出産こそが一つの自己実現となります。逆に、胎内で育とうとしている胎児の存在を消滅《しょうめつ》させる人工妊娠中絶はそれに反する行為であり、「自己否定」になるのではないか、そんな行為を「権利」として主張できるのか、という疑問も出てきました。この矛盾に対しては、「産める社会を、産みたい社会を」という答えが考え出されました。

「女が中絶を選ぶのは、女に対する社会の支援体制《しえんたいせい》がまったく整っていない現状があるからだ。これでは、ほんとうは産みたいと考えている女であっても、中絶を余儀《よぎ》なくされてしまう。だから、女が産みたくなったときには、いつでも自由に産むことにできるような社会を作らなければならない。そうなったあかつきには、女たちは、中絶を選択せず、産むことを選ぶようになるだろう。と、このように考えてゆくのである」（同）

産める社会を、産みたい社会を

Q19でも触れたが、「リブ新宿センター」の人たちが提唱したスローガン。

あるべき改革の方向としては、その通りだと思います。でも、そうした「産める社会」「産みたい社会」がいつ現実化するかと考えれば、心もとないものがあります。今の日本社会がその方向に前進しているとは、言い難いからです。とすれば、理想社会はいつまでも理想のまま存在し続け、現実社会の欠陥や不備を理由に中絶も免罪《めんざい》され続けることになってしまいます。また、女性に中絶の権利を認めたとき、では障害のある胎児も障害ゆえに中絶してよいのか、という難問が障害者団体から突きつけられたことは、前項（Q19）で紹介しました。

なぜ、「孕む性」にふさわしい自己実現とは逆の中絶が認められるのか？　中絶一般が女性の権利として認められるのに、「選択的中絶」はなぜ認められないのか？　女性の自己決定権はどの範囲まで認められるのか？　こうした疑問について、正面から掘り下げた議論が十分になされて来なかったというのが、これまでの実情です。

その一方で、最近は、学会の会告や国の審議会答申などで禁止や制限がされている代理出産や受精卵診断の推進派の人たちからも、「女性の自己決定権」という言葉がさかんに聞かれるようになりました。「掟破《おきてやぶ》り」する際の切り札的言い訳になっているのです。でも、七〇年代の議論をふまえていない人たちの理屈はきわめ

推進派の人たちからも

たとえば、受精卵診断をひそかに行なって日産婦の会告違反で除名され、日産婦を相手に提訴した大谷徹郎医師らの訴状では、出生前診断に関する会告を「女性の自己決定権への介入としての過剰規制であり、憲法違反である」と主張している。また、ＦＲＯＭの会（妊娠・出産をめぐる自己決定権を支える会）はその名の通り、自己決定権を生殖補助医療現場で認めさせることを活動の前面に押し出している。

て単純です。いわく、「自分の身体なのだから、どうしようが自分の勝手」「自己責任の問題であり、誰にも迷惑をかけない」「日本は自由社会。個人のことを法で規制するのは全体主義的だ」「生まれてくる子が不幸」などなど。

これらの主張には、次のような批判が可能でしょう。

まず、自分の身体なら自分の好きにしてよいのかという疑問が湧きます。そもそも身体の所有権という概念は、基本的には他者の意思を排除《はいじょ》しうる権利にすぎません。本人の意思に反して産めとか産むなと強制されない権利なのです。身体に所有権が成り立つのかも疑問ですが、仮に所有権があったとしても何でも好き勝手にできるわけではありません。

次に、胎児はその子を孕む女性の体の一部でしょうか。「自己決定」という言葉を使いながら、実は「他者」に対する決定をしようとしているのではないでしょうか。胎児や胚は将来人間になる存在であり、胎内で育つにつれ「他者」としての存在をどんどん主張しだします。「赤ちゃんがお腹を蹴《け》った」とカップルが喜び合うのも、この「他者」の存在を認め、成長を喜んでいるのです。

誰にも迷惑をかけないというのも本当でしょうか。障害を理由とした選択的中絶は、障害者の人たちに「存在してはならない」と言うのと同じだという指摘もあります。一般的な中絶も安易《あんい》に行なわれれば生命の尊厳に対する尊重が失われ、そして何よりも最大の被害者は生命を抹殺される胎児自身です。自由社会だから何でも自由かといえば、そうではないことも自明《じめい》のことです。

また、個人のことに国などの介入《かいにゅう》を排除すべきという主張は、もっともなことに聞こえます。私も一般論としては賛成です。でも、これまで見てきたように、生殖補助医療はけっして個人レベルだけの問題ではありませんし、妊娠中絶も胎児という「他者」を巻き込み、生命の尊厳という極めて重要な公共価値に触れる問題です。生まれてくる子どもの不幸を心配する論も、幸か不幸かを決められるのは子どもも本人だけのはずです。出生前から親側の価値観を押しつけているのであり、本当に心配なのは自分たちの「不幸」や「負担」のことなのです。

女性の自己決定権が強く主張されざるを得なかったのは、七〇年代に優生保護法改定の動きがあった時に、一部の宗教団体と保守的な政治勢力が堕胎を「殺人」と同等視《どうとうし》して非難することで、法案への支持を広げようとしたからでもありました。つまり、胎児が妊婦とは独立した「人格」であることをことさら強調したのです。その裏返しとして、「女性の自己決定権」という主張が胎児を女性の一部として見るものと解釈されたのです。そして、このような図式的捉え方（言説装置《げんせつそうち》）には次のような危険があります。

「この言説装置の中で『私の身体は私のもの』という主張を行なうことが、まさに『生殖機能は女が持つ』『妊娠不妊は女性の問題』『子どものことは女性の問題』という『身体の社会的構築』を産出《さんしゅつ》する基盤になるのです。そしてこのような『身体の社会的構築』は、生殖医療の進展とともに出生前診断を受けて『健康な子どもを産む権利と責任』を女性のみに負わせていくような作用をもっていく。そういう危機的な状況が今起こりつつあるのです」（前掲江原書）

〈胎児は女性の体の一部である、私の身体は私のもの〉と言ってしまえば、〈それなら自分で気をつけて健康な子どもを産むんだね。私たちは知らないよ〉と周囲がそっぽを向き、女性だけに責任が押しつけられてしまうというのです。そして、女性は自ら進んで出生前診断を受け、受精卵や胎児に障害があれば、その責任を自ら背負って中絶をしてしまうのです。体制側の強制に対抗するための戦術的論理《せんじゅつてきろんり》の限界が、ここにあるのかもしれません。こんな指摘もあります。

「女性の産む／産まない権利の主張は、国家や『家』や男が産むこと／産まないことを強要するという状況のもとでは、当然のことだった。しかし、そうした介入を排するとして、問題はその後、あるいはその手前に（も）ある。介入に対する戦術的な対応に追われて基本的な主張を吟味《ぎんみ》しないことは、結局のところ運動にとってもマイナスだと思う。（中略）さらに現在の状況を見よう。質の決定に向かう誘《ゆう》引《いん》が単に人口政策や、有用な労働人口の確保から来ているとは思えない。少なくとも問題のすべてが『国家権力』や『資本』との関係にあるのではない」（立岩真也『私的所有論』勁草書房）

まさにそうした「基本的な主張」の吟味がこれから重要だと思われます。さらに、「自己決定」するには、判断するために十分な情報がきちんと与えられていなくてはなりません。その情報の中には、障害児でも現に生きているのだというポジティブな情報も必要でしょう。カウンセリングやケアの充実も欠かせませんが、それが誘導や圧力であってはなりません。周囲や医師からの影響も絶たなくてはならないでしょう。こうした条件の整備や基本的な問題点の吟味があってこその「女性の自己決定」なのですが、現実はそのあたりを抜きに進んでいるようです。

質の決定
具体的には、男女の産み分けや障害胎児や受精卵の「選択的中絶・廃棄」、親の望む資質の子を求めることなどを指すと見られる。

Q21 障害をめぐるダブルスタンダード論の中身を教えてください。

二重基準というのはいろいろな分野でありますが、出生前診断をめぐってもダブルスタンダード論が提唱されたそうですね。中身を教えてください。

Q19で見た、胎児の障害を理由とした人工妊娠中絶の是非《ぜひ》をめぐる一九七〇年代の議論は、九〇年代に入ると「ダブルスタンダード論」によって一応の決着を見たものと見なされるようになりました。七〇年代の論争の中心は、出生前診断で障害が見つかったときに、その障害を理由に中絶すること(選別的中絶《せんべつてきちゅうぜつ》)がはたして許されるのかということでした。その行為は現に生きている同じ障害の人たちを否定する行為であり、差別の助長にもつながるという批判があったのです。

それに対して、ダブルスタンダード論はどちらも肯定しようとします。つまり、女性が個人的に障害児の出生を回避するのを認める一方で、社会としては障害者に対する福祉策を充実させていけばいいという内容です。出生前診断の普及とそれに伴う障害胎児の妊娠中絶は、現に生きている障害者に対する差別とは別問題だという判断なのです。この考え方は、七三年に脳性マヒの人たちの団体「青い芝の会」が厚生省に抗議《こうぎ》に行った時に応対した精神衛生課長の発言の中に、すでに出てきています。

「つまり病気を持っていてそしてですね、その病気がどうしても治らない、治らない場合にはどうしても治す方法を見つけなければならないだろう。こういう風な人が生まれない様にする、生まれた人については全力をあげてこれを治す治療法を考える。治す。その前には生まれない様にする」「生まれて来た方については全力をあげて治療し、リハビリテーションへ行く、しかしその前の段階で出来るだけ医学的にこれを予防する方法を八方《はっぽう》考える」（福本英子「生命倫理について」、『インパクション』九七号）

病気や障害をもつ人が生まれないようにする。生まれた場合には治療やリハビリに全力をあげる。この二つのことはけっして対立するものではないというのです。「出生前の問題」と「出生後の問題」を切り離して考えようというのです。その後、マスコミが欧米ではダブルスタンダード論で出生前診断の問題は解決済みであるという情報を流したこともあり、日本でも九〇年代にはそうした見方が支配的でした。

ところが、現実はそうでなかったようです。次のような指摘があります。

「イギリスの取材を通して、ダブル・スタンダードが成り立つことは難しいと思っている。もちろん技術を使うのならば、そのターゲットとなる病気・障害を持つ人たちの福祉、援助はより充実させる必要がある。それは必須条件である。だが充実させればそれでいいということにはならない。どんなにがんばって充実させても、数を減らしてゆく過程で、その人たちに医療サービスの低下、差別や偏見による精神的苦痛、不利益《ふりえき》が及ぶということを考えなければならないと思う。そういう不利益を及ぼす可能性を持った技術なのだ、と認識《にんしき》するところからスタートすべきではないか」（坂井律子『出生前診断』NHK出版）

テレビディレクターの筆者は、自らの妊娠経験もふまえて出生前診断の現状に疑問をもち、出生前診断が広く普及している英国へ行きます。英国の「中絶法《ちゅうぜつほう》」（一九六七年成立）には当初から胎児条項も入っていましたが、大きな議論にはならなかったといいます。しかし、そこで目にした現実は、とうてい「解決済み」とは言えないものでした。

たとえば、カウンセリングはあるものの、羊水検査でわかるダウン症自体の説明や、ダウン症でも幸せに暮らしている子が多いといったポジティブ情報は与えら

英国の「中絶法」

一九六七年にできたこの法律で、英国では中絶が合法化された。九〇年に修正があり、中絶が許されるのは妊娠二四週以下とされた。ただし、この時間的制約を受けないものとして、①母体への緊急の危険が生じる場合、②妊娠継続によって母体に危険が伴う場合、③子どもが重度の障害を負うなど、肉体的・精神的異常に苦しむことが予想される場合――という胎児条項も明記した。これにより出産直前まで中絶したり、臨月の赤ちゃんをわざと死産させる例も出ているという（坂井書による）。

れません。検査では「妊婦の自己決定」が強調されますが、カウンセリングはむしろ検査へ誘導《ゆうどう》しているようです。しかも、障害が発見されたら多くの人が中絶を選ぶのですから、逆の選択は難しいものになります。「回避できるのに回避せずに社会に負担をかけている」といった非難もされます。英国では検査が公費でまかなわれます。スクリーニングで障害児の出生を減らすことで障害者のケア費用が減り、検査にかかる費用より社会全体が得る利益が大きいという計算があるのです。妊婦が検査を受けやすくし、その背後では官僚がそろばんをはじいているわけです。大きな流れに逆らいにくいシステムができているようです。

その結果、英国の出生前診断のターゲットとなっている二分脊椎症《にぶんせきついしょう》の患者はどんどん減るとともに、二分脊椎で生まれた子の手術ができる医者もほとんどいなくなりました。医療サービスが低下してきているのです。障害者は生まれてくるべきでないという視線を、障害者らは感じています。中絶してもいいという考え方が現実的になったことで、医療現場には「治療しよう」という意欲《いよく》が失われ、生命観が変わったのではないかと指摘する患者もいます。こうした現実を見ての結論が、先ほどの引用文なのです。

ダブルスタンダード論の蔽《おお》いをかけてしまうことで、出生前診断で向き合わさ

二分脊椎症
Q12脚注参照。

れざるをえない「内なる優生思想」の問題も陰に隠れてしまうようです。そして、現実の医療現場のさまざまな場面で、そのしわ寄せが現われる。こんな感じがします。ダブルスタンダード論が問題をただ先送りするだけで、芯《しん》のところで解決していないからでしょう。信州大学教員で臨床心理士《りんしょうしんりし》の玉井真理子さんも、こう指摘します。

「欧米ではダブルスタンダードでケリがついているというのは、誤解である。そのような都合の良い論理は存在するし、そしてさらに、それで強引にカタをつけようとしている人たちもいるとは思われるが、日本の出生前診断と選択的中絶の近未来を考えるのに役に立つ論理とはとうてい思えない」（玉井真理子「出生前診断・選択的中絶をめぐるダブルスタンダードと胎児情報へのアクセス」、『現代文明学研究』第二号）

玉井さんは、海外のダブルスタンダード論を、それがあちらでは支配的だという論調で日本に紹介したテレビ番組のディレクターや研究者の論の中身を明らかにしたうえで、それとは対立する海外の見方も明らかにしています。次のような論です。

「出生前スクリーニング検査の合理性への強い疑問が、障害をもつ人から多く出されていることは注目に値するし、その疑問こそ大切にしなければならない。障害

テレビ番組

玉井さんは、NHKの「プライム10　あなたは生命を選べますか？　ここまできた胎児診断」（一九九二年一月一七日放映）を「影響力が大きかったと思われる」と指摘している。この番組の中で、米国の女性法学者ローリー・アンドリューが「胎児診断が障害者差別につながるという議論は、この国はあまりありません」と語ったという。

研究者

科学史家の米本昌平『障害者差別論』（講談社現代新書）からの引用で、以下の内容。「日本では、胎児診断による選択的中絶は現在生きている障害者の差別につながるとする反対の声が圧倒的に大きい。このようなスクリーニングは、障害者は生まれてきてはならないという考え方

をもつ人たちやそのリーダーは、別の政策で解決できるかもしれない社会問題を出生前スクリーニング検査で解決しようとしているのではないかと、疑っている」（米国・世界障害者研究所のデボラ・カプラン）

「ダウン症の予防を口にするということは、ダウン症の人間の排除《はいじょ》を意味するのであり、療法《りょうほう》という名のもとで行なわれる人工中絶は、実は誰も治療していないのである。なぜなら、反対に、医学が治すことができず、社会が抱え込めない病気の子どもたちを人工中絶によって抹殺《まっさつ》していることになるのだから」（『生殖医療の中の子どもたち』著者のフランス人、ジャン・フランソワ・マティ）

今多くの人は、「女性の自己決定権」とそれにもとづく中絶自体を認めています。胎児の障害ゆえの「選別的中絶」も、それを行なう女性は「自己決定」しているつもりで実行しています。しかし、障害児を産んで育てる環境が十分整っておらず、障害をもっても幸せに生きていけるというポジティブ情報も乏しい中では、選択肢のない「選択」であり「自己決定」なのです。それを「内なる優生思想」と一刀両《いっとうりょう》断《だん》にできるのかは難しい問題です。いずれにせよ、ダブルスタンダード論ではケリがつかないことは間違いなさそうだとしたら、今しばらく私たちはこの重い問題を抱え、真摯《しんし》に向き合い続けるしかありません。

を前提としており、障害者抹殺の思想だとされる。これが、優生保護法に、胎児の障害を中絶の理由とすることを明文化することに対する最も強い反対理由である。もちろんここでは第一に、アメリカの人種差別などとは異なった、日本特有の陰湿な差別のあり方が問題にされなければならない。しかし同時に、ここには日本固有の倫理も重なっている。アメリカでの遺伝病スクリーニングの強力な反対者は障害者団体ではなく、保守的な中絶反対同盟である。つまり欧米では、選択的中絶と障害者問題はいちおう別個のものと考えられているのに対して、日本では、中絶一般は必要悪と認めるものの選択的中絶には拒否的である」。著名な研究者だが、この論は「選択的中絶」問題の普遍性を見誤っているように、私には思える。

Q22 「パーフェクトベビー」って何ですか？

「パーフェクトベビー」とか「デザインベビー」という言葉があるそうですね。望みどおりの子をつくることですか。そんなことができるのですか？

「パーフェクトベビー」を日本語に訳せば、「完璧《かんぺき》な赤ちゃん」ですね。何が完璧なのでしょう。「デザインベビー」は、「デザインされた赤ちゃん」というほどの意味でしょうか。誰がデザインしたというのでしょう。要するに、どちらも親が望む「完璧」であり、親が「デザイン」した赤ちゃんということなのです。

「頭のいい子がほしい」「容姿《ようし》のかわいらしい子がほしい」と、世の親は生まれてくる子に自分たちの夢や望みを託《たく》すものです。でも残念なことに、期待の多くは裏切られます。ある知人は「世の中で自分の思い通りにならない最たるものが、わが子だ」と嘆《なげ》いていました。それが世の常で、裏切られた親たちは「当たり前だよ。アタシの子なんだから」と自嘲気味《じちょうぎみ》に笑い飛ばし、それでも我が子に最大限の愛情を注ぎます。「トンビが鷹《たか》を産んだ」というのは、例外としてうらやましがられたのです。

ところが、生殖補助医療や遺伝子操作技術などの発達により、「トンビが鷹」もけっして不可能ではなくなってきました。親が望むような容姿や高い知能をもった子どもを産む「パーフェクトベビー」幻想《げんそう》が、現実味を帯びてきたのです。たぶん、その始まりは人工授精（AID）にありそうです。

一九八〇年、ロバート・K・グラハムとノーベル医学・生理学賞学者のハーマン・J・マラーらによって「ジャーミナル・チョイス」が米国のカリフォルニア州で設立されました。九八年に閉鎖されましたが、世界で最も有名な精子バンクの一つでした。というのは、このバンクの精子提供者はノーベル賞受賞者や各種の賞をもらった科学者などで、知能指数一三〇以上に限られていて、マスコミなどで広く話題になったからです。

これは特別な例としても、米国などの精子バンクでは精子ドナーの身長・体重から職業、信仰する宗教、趣味、性格、教育レベル、家族の目・髪・肌の色などまで、数十項目がリストアップされ、人工授精を受ける女性はこうした情報をもとにドナーを選びます。一種の「カタログ・ショッピング」であり、女性側が生まれてくる子どもの資質《ししつ》をある意味でデザインしていると言えるでしょう。

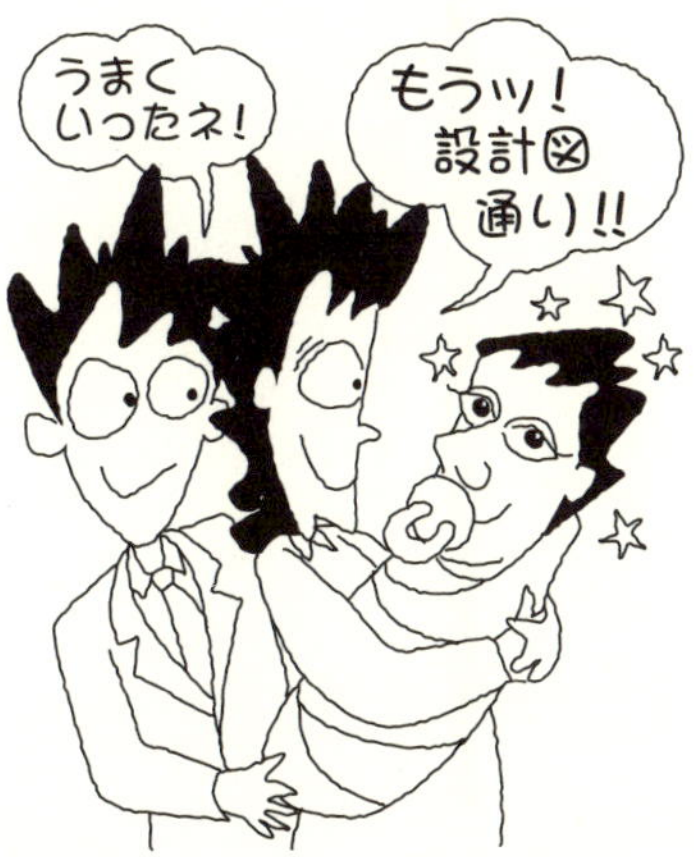

でも、人工授精では、実際に生まれてくる子が望んだ通りになるかどうかはわかりません。多くの未確定要素《みかくていようそ》に左右されるからです。ドナーの精子がもつ遺伝子がどのようなものであり、受精する卵子の遺伝子とどのような掛け合わせになるのかは、神のみぞ知ることでした。ところが、体外受精の技術により、受精卵（胚）そのものを対象に、遺伝子操作ができるようになりました。そして、ヒトゲノムの解読《かいどく》が進むとともに「デザイン」できる範囲は広がり、より「パーフェクト」に近づくことになります。

はたして、これはすばらしいことなのでしょうか。胎児や受精卵に直接操作をして望んだものに変えるわけですから、優生思想の新種とでも言えるものです。森岡正博さんは『生命学に何ができるか』（勁草書房）の中で、この新しい優生学の危険性を強く訴えています。その主張を紹介する前に、新優生学に至る歴史的流れを見ておきます。森岡さんは、次のように跡づけています。

優生学は、イギリスのゴールトンが一八八三年に発想し、社会全体のことを考えて「劣悪《れつあく》な体質」をもった人間を産まないようにしようという運動になりました。やがてアメリカに紹介されてからは、大規模な家系図調査《かけいずちょうさ》などが実施されて統計的手法が確立され、強制的に「劣悪者《れつあくしゃ》」の断種《だんしゅ》ができるようにされました。また、ヒ

障害者に強制的な不妊手術
Q18の脚注「ハンセン病」の項、参照。

トラーは独自の優生学を作り上げて障害者を強制的に安楽死《あんらくし》させ、ユダヤ人を大量虐殺《ぎゃくさつ》しました。戦後も優生学は各国に継承され、日本では優生保護法で障害者に強制的な不妊手術も行なわれました。一九七〇年代に入ると羊水診断の登場で胎児の障害を診断できるようになり、選択的中絶が可能になりました。これにより、「劣悪者」の不妊手術から障害胎児の中絶手術へと、対象を大きく変えることになったのです。

そして、九〇年代頃から優生学はさらに新局面《しんきょくめん》を迎えます。遺伝子治療は体細胞から受精卵を対象としたものへと視野を拡大していきます。他方、ヒトゲノム計画で人間の遺伝子の機能解明《きのうかいめい》が急速に進み、哺乳類《ほにゅうるい》のクローンが次々と誕生し、人間のクローン（→Q23参照）さえ現実化がささやかれています。さらに、母親の子宮内における「胎児治療」も研究されているという具合です。障害の無い受精卵、胎児を選別するにとどまらず、より積極的にそれらを改造するようになってきたのです。

選択的中絶では生まれてきてほしくない生命の抹消《まっしょう》が議論の焦点でしたが、新たな優生学の中心はそこにありません。生まれてくる子どもを「殺す」わけではなく、いかに親の望む性質をもった子に変えるかなのです。だから問題はないと見る

哺乳類のクローン
詳しくはQ23参照。二〇〇四年末には、愛猫を失った米国の飼い主がその猫のクローンを日本円で五〇〇万円もかけて作り、話題になった。

胎児治療
胎児に何らかの疾患があることがわかり、その治療が分娩まで待てない場合に子宮内で行なう。一九六〇年代、胎児への輸血から始まり、今は内科疾患に対する治療だけでなく、子宮を開いて直視下で、あるいは超音波ガイド下の穿刺や内視鏡による手術などの外科的治療も行なわれている。今、胎児治療が行なわれている代表的な疾患は先天性横隔膜ヘルニアで、奇形の予防なども行なわれている。

肯定派の論者らは、次のような主張をしています。いわく、①両親が自発的な意思で決めたものである、②子育てで親の宗教的価値観や趣味などを教えていいのだから、遺伝子的な操作だけが非難《ひなん》されるのはおかしい、③遺伝子操作によって社会的な格差《かくさ》が生じるという批判があるが、だれでも遺伝子操作ができるようにし、それでも生まれてきた弱者《じやくしや》には社会福祉を行なえばいい——。

こうした主張に対して決定的な批判はまだなされていないようですが、遺伝子操作技術は未完成であり、予定外のＤＮＡかく乱が生じればその結果が将来世代にまで及ぶ、だから受精卵に対する遺伝子操作は禁止すべきだというコンセンサスは、すでに今でもあります。でも、そんな未知のリスクが確実に解消されたような場合はどうでしょう。あるいは、ある程度まで育った胎児の身体を改造したり脳の発達を促進させる治療は、影響がその個体に限られます。こうしたケースでは、新たな優生学が許されるのでしょうか。森岡さんは問題の中心ポイントを次のように指摘します。

「第四の優生学（注・新しい優生学）は、親が自分の好みに応じて、生まれてくる子どもの肉体的あるいは精神的な性質を人工的に変えたり、能力を増進させたりすることをめざす。親が操作するのは、自分自身ではなく、生まれてくる子どもとい

第四の優生学

森岡さんは、優生学を次の四つに分類している。①英国の自発的断種の優生学、②米国で登場した強制的断種とナチスで開花したホロコーストの優生学、③七〇年代に登場した選択的中絶の優生学、④二一世紀に予想される遺伝子操作の優生学。

う他人の身体である。他人の肉体に対して、一方的に、不可逆的な変更を加えることができるのか、というのがポイントとなる」

結局、親の勝手を子どもに押しつけている、だからかんたんに認めるわけにはいかないというのです。そして森岡さんは、具体的ケースを想定して分析し、受精卵や胎児の生命操作《せいめいそうさ》には何らかの法的規制が必要だ、次の三つのケースは禁止すべきだと主張します。①子どもが社会でふつうに生活するのを阻害《そがい》する危険性の高い生命操作。たとえば腕を三本にするようなこと。②親による子どもの人生の支配につながる危険性の高い生命操作。たとえば、ピアニスト向けに胎児の身体と脳を改《かい》造《ぞう》すること。③子どもの人生の選択肢を狭める危険性の高い生命操作。たとえば、運動能力を犠牲《ぎせい》にしてまで記憶力を伸ばすようなもの。――いずれも親の好奇心《こうきしん》を満足させたり、自らのやぶれた夢を子どもに託すといった動機に基づくもので、これらは親による「児童虐待《じどうぎやくたい》」と解釈《かいしやく》できるというのです。

新たな優生学自体は、出生前診断による胎児の中絶のような生命の抹消を含みません。その点が決定的な批判の出しにくい要因でもありました。でも、もし胎児や受精卵の改造や遺伝子操作が失敗したらどうでしょう。森岡さんはこう指摘します。

「現実問題として、実際にそれが応用されるときには、『失敗作の廃棄・中絶』がかならずや組み込まれてくるであろう。すなわち、生命操作がうまくいった場合には産むが、うまくいかなかった場合には胎児を中絶したり、受精卵を廃棄するという選択肢《せんたくし》が、きっちりと用意される。そのような『リスク回避《かいひ》』の選択肢が準備されたうえで、臨床応用されるにちがいない。もし、そうであるとするならば、第四期の優生学もまた、第三期の選択的中絶とまったく同じ倫理的問題を抱えていると言わざるをえない」

　十分に有りうることです。望ましい資質の子を人工的に得ようということは、裏返せば、望ましくない子どもは要らないということでもあるのです。米英では、「ロングフル・バース訴訟」（不法出生訴訟）と「ロングフル・ライフ訴訟」（不法生《ふほうせい》命訴訟《めいそしょう》）が数多く提訴され、原告側が勝訴し、医師側が敗訴するという事例が出ています。前者は、適切な胎児情報が医師から伝えられなかった結果、先天的障害のある子どもが生まれてしまった、適切な情報があったら産まなかった、精神的苦痛に対して損害賠償《そんがいばいしょう》せよ、と親が求めたものです。後者は、障害をもって生まれた子ども本人が原告になっています。

　こうした事例は、いわば選択的中絶をなしえなかったことを問題としています。

ロングフル・バース訴訟
英語で「Wrongful birth action」。英米ではこうした訴訟を通じて、医師が出生前診断を紹介しないと訴えられるとの認識をもち、出生前診断の普及を促したという。

ロングフル・ライフ訴訟
英語で「Wrongful life action」。

その背後には、「五体満足な子なら産む。障害があるなら産まない」「障害者として生まれて来たくなかった」という価値観があります。「健康信仰《けんこうしんこう》」にもとづく障害者差別があると言ってよさそうです。そして、その価値観は、私も含め、世界中の多くの人がふだんほとんど意識せずに共有《きょうゆう》しているのではないでしょうか。そうであれば、新たな優生学も、それが「失敗作の抹消」を抱え込むものである以上、差別や生命の軽視《けいし》に結びつく恐れが十分にあります。

そもそも、子どもは親のものではありません。別人格をもつ「他者」であると認識すれば、親の勝手で「デザイン」していいものでないことは、かんたんにわかることです。その「デザイン」を子ども自身が喜ぶかどうかはわかりません。むしろ反発したり重荷を感じたりするのではないでしょうか。親にはわが子を他人より優位に立てたいという抜きがたい気持ちがあり、それを助長《じょちょう》させるビジネスが隆盛《りゅうせい》なのも事実です。そんなビジネスに生命操作が利用されるとしたら、恐ろしい明日が待っていることでしょう。

Q23 クローンや再生医療も体外受精と関係があるって、本当ですか？

クローンづくりや身体の組織をつくる再生医療にも、体外受精の技術が利用されているそうですね。どこでどう関係しているのですか？

体外受精は卵子を女性の体外に取り出して受精させる点で、体内で受精させる人工授精とは質的に大きく異なります。そしてそれゆえに、受精卵診断（着床前診断）が可能になりました。さらに、生殖補助医療だけでなく、再生医療やクローンづくりにも道を開いたのです。というのは、体外の培養液《ばいようえき》の中で受精卵（胚）をつくりだすことで、冷凍保存することもできるし、使わなくなった胚を第三者に提供することもできるようになったからです。そして、胚自体が研究用材料として使われるようになったのです。

では、その胚がクローンや再生医療とどう関係するのでしょう。

胚は分裂を重ねると、やがて身体各部の臓器や組織へ分化してゆきます。ところが、発生初期の胚性幹細胞《はいせいかんさいぼう》（ES細胞 Embryonic Stem Cell の略語→Q1脚注参照）

クローン
　クローンの作り方は二つある。受精卵（胚）分割クローンと体細胞核移植クローンだ。前者は胚の核が四つに分裂した段階で、ばらばらにして子宮に戻す。すべてがうまく着床すれば四体の個体が得られる。この四体の子どもたちは一つの核を分割してつくられたので、お互いが「一卵性双子」と等しいクローン同士となる。後者は、核を取り除いた未受精卵にコピーする動物の体（皮膚や耳、乳腺など）から取り出した細胞

は万能《ばんのう》細胞とも呼ばれ、培養条件《ばいようじょうけん》を変えると臓器、骨、神経、筋肉など人のあらゆる細胞・組織へ分化する可能性があります。つまり、まだ分化先が決まっていない細胞なので、ねらいどおりの臓器や組織に分化させることができれば、傷んだ臓器と置き換えたり、失った組織を補完《ほかん》することができます。これが再生医療です。

ところが、再生医療の大きな壁は「拒絶反応《きょぜつはんのう》」です。移植される臓器や組織をつくるもとになった胚は、もともとは不妊のカップル用に体外受精でつくられて不要となった「余剰胚」(→Q6脚注参照)です。他者由来の臓器、組織を移植するわけですから、一般的な臓器移植と同様に拒絶反応が起きるのです。そこで、拒絶反応のない移植を目指して考えられたのが、クローン技術を応用した再生医療です。

これは「ヒトクローン胚」をつくって、そのES細胞を利用するものです。提供された卵細胞の核を取り除き、そこへ患者自身の体細胞の核を移植して「胚」をつくります。核の遺伝子は患者とまったく同じなので、この胚を子宮に着床させて育てれば患者と遺伝情報が同一のクローン人間が誕生することになります。これを着床させずに、ここからES細胞を取り出して必要な臓器や細胞に分化させて移植すれば、拒絶反応を非常に少なくできるのです(一七九頁の図)。

核を移植し、子宮に戻す。これは受精を経ずに生命を誕生させる方法で、生まれる子どもと体細胞核を提供した親(コピー元)とがクローン同士となる。一九九六年に英国のロスリン研究所で生まれた(九七年二月に公表)クローン羊の「ドリー」は、この体細胞核移植によって生まれた初めての動物だった。

発生初期

胎内では、受精後七日目ごろに着床するまでが「胚」、子宮に胎盤が形成されて着床した後は「胎芽」(胎児)と呼ばれる。胎外では、受精後七日目ごろを過ぎても胎盤が形成されないので、引き続き「胚」として扱われる。しかし、受精後一四日目ごろに、将来の背骨となる原始線条が現われ、この時期から胚は本格的な分化を始めるので、体外の胚ほかに拒絶反応を防ぐ方法として、胚からつくられるものではなく、造血幹細《ぞうけつかん》胞、神経幹細胞などの体性幹細胞を用いる方法も研究されていますが、こちらの細胞はES細胞のような万能性を有しているとは言えないようです。そこで、体外受精によって得る「受精胚」とクローン技術によって得る「クローン胚」の利用が注目されるわけですが、ES細胞はクローン人間づくりに結びつく恐れがあるので、きわめて慎重《しんちょう》な配慮《はいりょ》が必要です。その点で日本の規制のあり方には多くの問題点があるのですが、それに触れる前にES細胞に関連する研究の現状を紹介しておきます。

まずは動物を用いた研究です。動物のES細胞から分化させた細胞を用いた再生医療では、神経、骨、脾臓などの疾患に症状改善があったとの報告があります。クローン胚作成は多くの動物で行なわれており、クローン個体もマウス、羊、牛、猫など一〇種類ほどの動物で個体がつくられています。しかし、成功率が低いうえに早死《はやじ》にしたり、異常発生が多くみられるなどの問題があり、その原因解明が必要とされています。また、動物クローン胚からのES細胞はマウスで三五種類のES細胞の樹立が報告されています。そのES細胞を用いた再生医療では、パーキンソン病モデル動物に治療効果が認められるなどしています。

を研究用に用いるには原始線条が形成される前に限られる。(総合科学会議「ヒト胚の取り扱いに関する基本的考え方」最終報告書、二〇〇四年七月)

拒絶反応
　移植された組織や臓器を拒絶しようとする個体の防御反応の一つ。一種の免疫反応。拒否反応。(『大辞林』三省堂)

ヒトクローン胚
　二〇〇四年二月、韓国ソウル大学獣医学部の黄禹錫教授らが世界で初めて、ヒトクローン胚からES細胞をつくった。一六人の女性がボランティアで二四二個の卵子を提供したが、ES細胞がつくれる胚盤胞の段階まで育ったのは三〇個、そこからたった一つのES細胞がつくれたと

一方、ヒトES細胞を用いた研究では、ES細胞から心筋、神経、骨、肝臓などの細胞へ分化したとの報告があります。日本では、二〇〇二年から輸入されたヒトES細胞を用いた研究がなされてきましたが、〇三年に京都大学再生医科学研究所が国内で初めてES細胞の樹立《じゅりつ》に成功したのに伴い、〇四年からはその樹立細胞

受精胚とクローン胚

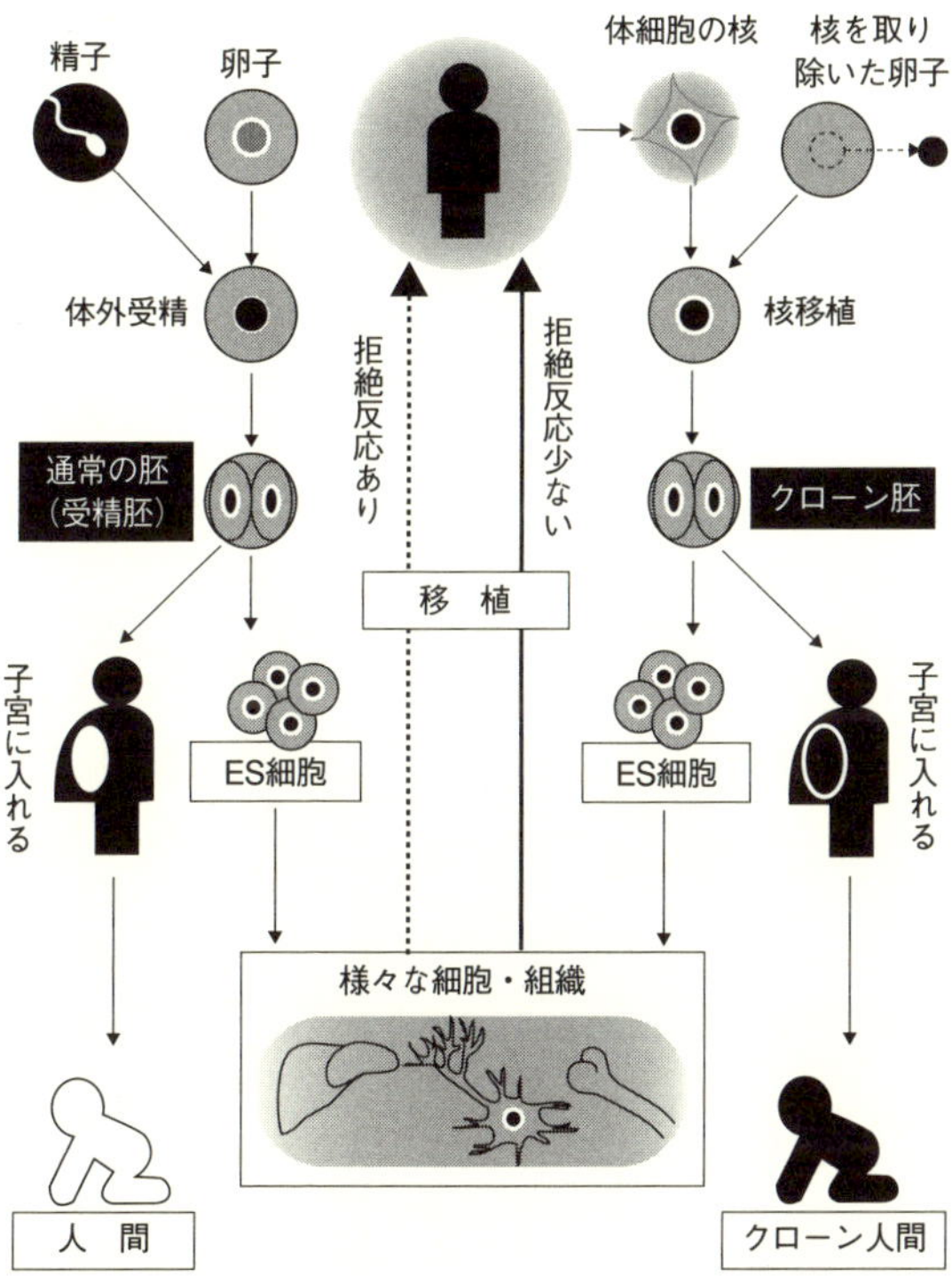

2004年7月14日「朝日新聞」朝刊より作成

いう。

体性幹細胞

自己複製能力と、特定の系列の細胞への分化能力を備えた細胞。神経幹細胞や、血液に分化する造血幹細胞、肝臓の細胞になる肝幹細胞などがある。受精卵からつくる胚性幹細胞（ES細胞）があらゆる組織に分化できるのに対し、体性幹細胞の分化能は限られている。大人の体にもあるが、胎児の体性幹細胞は増殖能力が優れているとされる。（The Nishinippon Web「ワードBOX」）

皮膚

身体の表面を覆う表皮の下に真皮がある。やけどなどで真皮が損傷した場合に、患者の皮膚片や口腔粘膜から幹細胞をとり、そこに含まれる線維芽細胞を分離し、培養して殖や

を用いた研究計画も立てられています。また、体性幹細胞を利用する再生医療では、皮膚幹細胞から培養した皮膚の移植、骨髄移植《こつずいいしょく》による血管新生療法《けっかんしんせいりょうほう》など、臨床応用段階のものも報告されています（以上、研究状況は、総合科学技術会議「ヒト胚の取扱いに関する基本的考え方」最終報告書による）。

こう見ると、ＥＳ細胞利用の再生医療は動物で臨床段階に近づいたものがわずかにあるものの、人間についてはまだ臨床レベルからほど遠いことがわかります。仮に動物の研究が実用に達したとしても、それをすぐ人間に応用できるわけではありません。その動物による研究もとても十分な質量があるとは言えません。受精胚を用いた研究でさえこんな現状なのに、クローン胚をつくる研究も並行して進めようとしているのが実態です。

なぜそんなに急ぐのでしょう。

何よりも患者の福音《ふくいん》になるからでしょうか。もちろん、第一の理由としてそれが挙げられなければなりません。パーキンソン病やアルツハイマー、重症の糖尿病や血液疾患などの、細胞が失われることが原因となって起きる疾患は、症状が重く、治療法も見つかっていないものも少なくありません。失われた細胞が補充できたら、どんなに良いことか。また、脳死者に頼っている移植臓器も、再生医療が進めば胚

す。これをコラーゲンのスポンジシートの上に播くと培養真皮が生成される。

総合科学技術会議「ヒト胚の取扱いに関する基本的考え方」最終報告書
ヒト胚に関する生命倫理を討議する常設機関として、九七年一〇月、「科学技術会議生命倫理委員会」が設けられ、二〇〇一年一月からは「内閣府総合科学技術会議生命倫理委員会」がこれを引き継いだ。「ヒト胚の取扱いに関する基本的考え方」は、〇一年八月から三二回の審議を重ね、〇三年一二月に中間報告を、〇四年七月に最終報告を発表した。その背景には、九七年二月のクローン羊誕生によりクローン技術の人への応用問題が世界的に議論の対象となり、翌九八年にヒトＥＳ細胞が樹立されて再生医療への展開がク

細胞からつくりだせます。その恩恵《おんけい》も多大なものでしょう。

しかし、もっと直接的な急ぐ理由がありそうです。再生医療はビジネスとしてきわめて有望です。その市場は全世界で五〇兆円とも一〇〇兆円とも言われる、途方もない規模です。すでに国際的に熾烈《しれつ》な競争が始まっており、日本もその波に遅れることができないという思惑《おもわく》が働いているのです。大学の研究者を核にしたベンチャー企業なども次々と旗揚げし、新たな「商品」の開発にしのぎを削っています。再生医療などのバイオテクノロジー分野では他に先んじて特許を取ることが死命を決することになるので、国家的な取り組みも交えて先陣《せんじん》争いをしているのが現状なのです。

こうした背景があるからでしょうか。国も広い範囲の研究を可能にする土台づくりを急いでいます。たとえば、総合科学技術会議が〇四年七月に発表した「ヒト胚の取扱いに関する基本的考え方」最終報告書では、受精胚、ヒトクローン胚のどちらも、研究用の新たな作成を条件つきながら認めています。その理由は次のようなものです。

受精胚の作成については、「生殖補助医療における現在の体外受精技術を確立するまでに、生殖補助医療の中でヒト受精胚の作成を伴う研究やヒト受精胚の研究利

ローズアップされたことがある。それまでは問題が起きるたびに個別に検討してきた胚の生命倫理について、基本的な考え方を示し、国の政策に反映させるのをねらいとしている。

用が行なわれてきたものと考えられる」、だから認めようというのです。これまで国の規制はありませんでしたが、日本産科婦人科学会が会告で自主規制をしてきました。〇二年一月の会告（八五年会告を改正）では「受精卵はヒト胚性幹細胞（ES細胞）樹立のためにも提供できる」という一項が追加され、そこで用いる受精胚は「余剰胚」に限るとされました。そうしたのは、〇一年に文部科学省が出した「ヒトES細胞の樹立および使用に関する指針」でES細胞樹立のために余剰胚を使うように求めていることとの整合性《せいごうせい》を持たせるためです。しかし、現実には余剰胚ではなく、新たに作成した胚による研究が横行《おうこう》しており、最終報告書ではそれを根拠に受精胚作成を認めようというのです。「ルール破り」を追認した、妙な理屈と言えるでしょう。

ヒトクローン胚の作成については、まず、ヒトクローン胚がヒト受精胚と倫理的に同等に位置づけられ、ヒト受精胚の扱いにおける基本原則が適用されるべきという基本的考えを明らかにしています。であれば、結論も透けて見えます。ヒト受精胚の作成が認められる以上、ヒトクローン胚の作成も認めてよかろうとなるのです。報告書では、「ヒトクローン胚の研究目的での作成・利用については原則認められないが」と原則を示しながら、「人々の健康と福祉に関する幸福追求」に応《こた》える研究における作成・利用は、そうした期待が「十分な科学的合理性」にもとづくものであり、「社会的にも妥当であること」を条件に、「例外的に認められうる」と結論づけています。これも苦しい理屈です。

悪名高い「クローン技術規制法」（二〇〇〇年一二月公布）は、ヒトクローン胚の胎内移植を禁止し、同法にもとづく指針で作成を禁じています。最終報告書は、これからさらに先に歩を進めるのです。胚利用研究の産業化への露払《つゆはら》いがされた、と言えそうです。作成が認められる受精胚とヒトクローン胚の具体的内容は、次のようなものです。

受精胚については、生殖補助医療の研究用だけを容認し、再生医療など他の分野の研究用作成を認めていません。併《あわ》せて、個別審査などの新たな枠組みをガイドラインとして整備するよう求めています。ヒトクローン胚の作成については、再生医療の研究で「臨床応用を含まない、難病《なんびょう》等に関する治療のための基礎的な研究に限定」したうえで、胎内への移植の事前防止や、未受精卵の必要最小限の入手と提供女性の保護に配慮した制度的枠組みの整備などを条件に、認めています。

しかし、このクローン胚作成認定の方針は、前月に開かれた同会議の生命倫理調査会で、薬師寺泰蔵《やくしじたいぞう》会長（慶応大学法学部客員教授）の容認案が突然提案され、異例の多数決（賛成一〇人、反対五人）で決められたものでした。これには「議論が尽くされていない」との強い批判があったのですが強引に押し切られ、これが最終報告書に盛り込まれました。

「生命の萌芽《ほうが》」である胚の作成と取扱いは、「生命の尊厳」と直接関わることだけに最大限の配慮《はいりょ》がなされるべきです。余剰胚を利用するのではなく、新たな受精胚をつくるということは、他人同士の精子と卵子を研究のために合体させて受精卵をつくるということです。ヒトクローン胚も女性から採取した未受精卵から核を取り出し、そこへ他人の体細胞の核を入れます。精子や卵子や核をまるで機械の部品のように扱って、通常ではありえない「人の生命の萌芽」を人工的につくり出すのです。これは生命の道具化ではないのでしょうか。

報告書には「患者の早期救済」とか「恩恵への期待」などの言葉が並びます。そうした美辞麗句《びじれいく》にふさわしい中身があるのかどうか。今見たような審議過程やバックに控える広大なビジネス市場のことも考え合わせると、背筋の寒くなるものを感じます。

Q24 ヒト胚の取り扱いについて、日本は規制が甘いそうですね。本当ですか？

体外受精の登場で、ヒト胚は産婦人科以外の領域でも扱われるようになりました。でも、日本は規制が甘いそうですね。それでいいのですか？

「人の生命の萌芽」とされる胚を扱うことは、生命の始まりを操作することです。従来は不妊治療の領域の問題とされてきましたが、前項（Q23）で見たように、一九八〇年代に体外受精技術が登場すると不妊治療《ふにんちりょう》にとどまらず、「選択的中絶」のための受精卵診断も行なわれるようになりました。さらに、九〇年代末にクローン羊が登場し、万能細胞と呼ばれるヒトES細胞が受精卵から樹立されると、再生医療ビジネスが時代の寵児《ちょうじ》として脚光を浴びるようになりました。すなわち、胚の扱いは産婦人科領域からそれ以外の領域へと対象が大きく広がってきているのです。

欧米ではこうした動きに合わせ、「生命の尊厳」という観点から胚をどう扱うべきかについて活発な議論が着実に積み重ねられ、関連する法規制が整備されてきました。ところが、日本はかなり事情が違います。九〇年代に至るまで、つまり胚の扱いが産婦人科領域の問題と捉えられていた時代には、国は傍観《ぼうかん》するのみで、日本産科婦人科学会の会告など、いわば「業界」の自主規制にまかせてきました。

その自主規制も「掟破り」が先行し、それを追認するばかりでした。しかし、非配偶者間の配偶子を用いた体外受精が社会問題化してからは、国も対策の検討に乗り出し、厚生科学審議会の生殖補助医療部会が二〇〇三年四月に最終報告書を出しました。これは、生殖補助医療の基本法を罰則入りでつくることを視野に入れ、その際の大本《おおもと》になる考えをまとめたのでした。ところが、その内容も代理懐胎以外は何でも認めちゃおうという、現実にスリ寄るものになっています。いずれもQ3で紹介したとおりです。

こうした国の姿勢について、総合科学技術会議「ヒト胚の取扱いに関する基本的考え方」最終報告書（〇四年七月）も「これまで我が国は、人へのクローン技術の応用、ヒト胚性幹細胞《はいせいかんさいぼう》の樹立および使用等、生命科学の発展に伴い生ずる倫理的課題について、その都度個別に検討してきた」と取り組みの遅れを認めています。同会議の審議に用いられた資料で、そのスローモーな流れを振り返ってみましょう。

・九八年三月、文部省の学術審議会が科学研究費補助金の採択《さいたく》にあたって、人のクローン研究に関する課題を当面差し控えることを決定。科学技術会議政策委員会も同種研究に政府資金の配分を差し控えるよう表明。これは「安全面、倫理面等からさらに議論を尽くすのに必要な時間的猶予を得るための措置という性格を有していた」——何のことはない、「時間かせぎだった」と言うのです。

・九八年八月、文部省は指針を発表し、ヒト体細胞由来核の除核卵細胞への移植を禁止。しかし、同年一一月に東京農大において、指針に反して牛の卵子に人の細胞核を移植する実験が行なわれていたことが、九九年一一月に発覚。——なんと、指針も無視されていたわけです。

・他方、九七年九月、科学技術会議に生命倫理委員会が設置され、クローン技術の人への適用の是非について対応を検討。その結果、ヒトクローン個体の産生《さんせい》には法律により罰則の伴う禁止がなされるべき、とのクローン小委員会報告をまとめる。これを受けて、「ヒトに関するクローン技術等の規制に関する法律」（以下「クローン規制法」）が制定され、二〇〇一年六月に施行された。同年一二月、同法にもとづき、「特定胚の取扱いに関する指針」が策定・施行された。——あとで触れますが、この法律も指針もとんでもないシロモノなのです。

・二〇〇〇年三月、生命倫理委員会ヒト胚研究小委員会の報告書がまとめられ、「ヒトES細胞の樹立および使用に関する指針」が定められた。

ざっと、これらが国としての取り組みです。そして「クローン規制法」の附則《ふそく》で指名された総合科学技術会議が、「ヒト胚の取扱いに関してより一般的・包括的《ほうかつてき》」に議論してまとめたのが、あの最終報告書だったのです。こう見てくれば、国としていかにやる気がないのかがわかります。というより、もっと正確に言えば、「規制する」ことにやる気がないのです。さらに言えば、むしろ新技術の幅広い利用を促進しようとする姿勢さえ感じられます。ヒト胚に関する基本的検討を要請した「クローン規制法」そのものについて、次のような指摘があります。

「この法律が守ろうとしている人の尊厳とは何なのか、中身が明らかでなく、一貫していないのである。これでは、『クローン禁止法』ではなく、『クローン周辺技術容認法』ではないか」(榊島次郎『先端医療のルール』講談社現代新書)

元の法律がこうした性格のものであるとしたら、その要請にもとづいた議論も推《お》して知るべしです。では、クローンの作成を禁ずる目的でつくられたはずの「クローン規制法」は、どんな内容でしょう。まず、同法は第二条で胚について複雑な定義をします。たいていの人はわけのわからないこの定義で面食らってしまい、その先まで読むのをやめてしまいそうな内容ですが、かいつまんでごく簡単に問題点を明らかにしておきます。

　定義では胚を、人の受精胚と、それ以外の九種類の特定胚（表1参照）に分類しています。そして、特定胚のうち、「ヒトクローン胚」「ヒト動物交雑胚《どうぶつこうざつはい》」「ヒト性融合胚《ゆうごうはい》」「ヒト性集合胚」の四つを「人または動物の胎内に移植してはならない」（第三条）と定めています。これらは、胎内に移植して個体をつくることは禁じられていますが、実験室で胚をつくるのはかまわないというのです。さらに、他の五つ（ヒト胚核移植胚、ヒト胚分割胚、動物性融合胚、ヒト集合胚、動物性集合胚）については、作成も、胎内に移植しての産生《さんせい》もいいというのです。これはすごいことです。橳島さんは「これだけ広範囲に生命操作研究を認めた法律をもつのは、日本だけである」とあきれています。

　ただし、さすがにこれではひどいと思ったのか、〇一年一二月告示の「特定胚の取扱いに関する指針」では、「（前条の規定にかかわらず、）特定胚のうち作成することができる胚の種類は、当分の間、動物性集合胚とし」（第二条）と、作成できるものを「動物性集合胚」一つだけに制限しました。しかし、これに先立つ第一条

目的

　「クローン規制法」の第一条に、「この法律は、ヒトまたは動物の生殖細胞を操作するクローン技術ほか一定の技術が、その用いられ方のいかんによっては特定の人と同一の遺伝子構造を有する人（「クローン個体」）もしくは人と動物のいずれかが明らかでない個体（「交雑個体」）を作り出し、またはこれらに類する個体の人為による生成をもたらすおそれがあり、これにより人の尊厳の保持、人の生命および身体の安全の確保ならびに社会秩序の維持に重大な影響を与えることにかんがみ、クローン技術等のうちクローン技術または特定融合・集合技術により作成される胚を人または動物の胎内に移植することを禁止するとともに……、人クローン個体および交雑個体の生成防止およびこれらに類する個

では特定胚作成の要件を定め、それに合えば作成できると規定しています。第二条に「前条の規定にかかわらず」という文言を入れて「当分の間」のシバリをかけていますが、指針自体のねらいは特定胚作成の要件を示すことにあります。基本的には「ゴーサイン」を出しているのです。

　では具体的に何がひどいのでしょう。法で移植が禁じられている四つから説明します。「ヒトクローン胚」はQ23で出てきました。人の体細胞の核を、核を除いた人の未受精卵に入れてつくった胚のことです。次の「ヒト動物交雑胚」は、人と動物の配偶子間で受精させた胚のことで、専門用語ではハイブリッド胚と言います。つまり、人の精子と動物の卵子、あるいは人の卵子と動物の精子でつくった胚です。「ヒト性融合胚」は、ヒトの核を動物の除核胚《じょかくはい》に入れてつくった胚です。「ヒト性集合胚」は、ヒトの胚に動物の胚または細胞を混合したものです。専門用語では「キメラ」と言われています。これらの「ヒト性」とは人の要素が優勢《ゆうせい》というくらいの意味のようです。

　法律上はこれらが、移植こそ禁止されたものの、つくることが認められているのです。ヒトクローンも、人と動物の混ざった「ヒト動物交雑胚」「ヒト性融合胚」「ヒト性集合胚」も、つくるのはかまわないのです。胚を「つくる」ことを想像す

体の人為による生成の規制を図り、もって社会および国民生活と調和のとれた科学技術の発展を期することを目的とする」と定めている。「移植の禁止」と「個体の生成」を図りはするものの、胚の作成はむしろ促進しているような内容である。

表1　特定胚説明

特定胚の名称	胚の種類	つくり方と特徴	研究、医療への応用
ヒト胚分割胚	クローン	一個の受精卵が2、4、ないし8つに分裂したとき、その胚を人為的に分割してつくる。	体外受精の際の採卵数の不足を補うため。
ヒト胚核移植胚	クローン	人の体細胞以外の細胞核（但し、染色体数は体細胞と同じ倍数体であること）を、人の除核卵に移植してつくる。	ミトコンドリアの機能研究や核との相互作用の研究。高齢女性の卵の若返り法として不妊治療に応用。
人クローン胚	クローン	人の体細胞の核を人の除核卵に移植してつくる。	移植用臓器をつくる研究
ヒト集合胚	キメラ	人の胚に、別の人の胚からとった細胞を注入する。	遺伝子治療の一手法として
ヒト動物交雑胚	新種	人の卵子に動物の精子を授精する、あるいは動物の卵子に人の精子を授精してできた胚。	胚作成には至らないが、精子の運動性試験として実施されている。
ヒト性融合胚	クローン	動物の除核卵に人の細胞の核を移植する。人の核は体細胞の核でもよい。	移植用臓器をつくる研究
ヒト性集合胚	キメラ	人の胚に動物の胚からとった細胞を注入する。	あまり現実性はないが、遺伝子導入・遺伝子治療の研究
動物性融合胚	クローン	人の除核卵に動物の細胞核を移植する。	核とミトコンドリアの機能調整の相互関係についての研究
動物性集合胚	キメラ	動物の胚に人の胚からとった細胞を注入する。	移植用臓器をつくる研究

御輿久美子・他著『人クローン技術は許されるか』（緑風出版）より

るだけでも、おぞましい気分になります。さらに残りの五つとなると、つくるのも、個体を産生するのも認めているのです。五つの内容は、次のようなものです。

「ヒト胚核移植胚」……体細胞以外の胚性細胞の核を除核卵に入れてつくる胚

「ヒト胚分割胚」……人の受精卵を分割してつくる胚。受精卵クローン。

「動物性融合胚」……動物の核をヒトの除核卵に入れてつくる胚。

「ヒト集合胚」……複数の人の胚が集合して一つになった胚。

「動物性集合胚」……動物の胚に人の細胞を混ぜた胚。

「ヒト」がつく三つは、ヒトの細胞だけからつくられる胚です。しかし、受精卵クローンは牛などの畜産動物では実用化されているものの、人で個体を産生していいのでしょうか。複数の人の胚を混ぜる「ヒト集合胚」も、背筋の寒くなるものです。まして、人と動物が混ざるのは、前の四つ同様、さらに気持ちの悪いものです。

ただし、法律の後で出された指針では、作成できる特定胚を、この最後の「動物性集合胚」のみに「当分の間」限定しています。「動物性集合胚」は全体の細胞量は動物の方が多いのですが、これも人の細胞が入っている「あいの子」胚なのです。これだけはつくっても、産生してもいいというのです。おかしな話ではないで

交雑個体
　人と動物など異種の配偶子間の受精によって生ずる個体。

表2　人の胚の扱いに対する西欧主要国の法規制

	医療目的での胚の扱い	研究目的での胚の扱い	違反への刑事罰
ドイツ	体外受精胚、1治療周期で3個まで 卵提供による体外受精不可 胚の提供不可	胚の研究利用禁止 研究目的での胚作成不可	3年以下の自由刑または罰金
オーストリア	体外受精胚、1周期で妊娠が見込める数のみ 卵提供による体外受精不可 胚の提供不可 実施期間は州の認可必要	生殖医療以外の目的での胚の作成・使用不可	罰金50万シリング（約400万円）または14日以内の自由刑
フランス	体外受精では精子または卵どちらか一方のみ提供可 胚の提供は司法手続きで許可 実施機関は国の認可必要	原則禁止。胚を壊さないで、かつその胚に直接利益があるか、生殖技術改善のためでのみ、国の許可で可 研究目的での胚作成不可	拘禁7年、罰金70万フラン（約1200万円）
イギリス	精子、卵の提供による体外受精可 胚の提供可 実施機関は国の認可必要	受精後14日以内の胚のみ、国の認可機関の許可で可 研究目的での胚作成も可 生殖医学＋再生医学目的で可	2年以下の自由刑または罰金

櫛島次郎『先端医療のルール』（講談社現代新書）より

すか。そして、いずれ「当分の間」という限定が消えれば、ここに並べた五つの残り四つも解禁されてゆくのではないでしょうか。そして、先の四つも……。スリラー映画でも観る気分です。

要するに、クローン技術は用いられ方によっては、クローン人間だけでなく、人と動物とが混ざってどちらとも言えない「交雑個体《こうざつこたい》」を作り出して重大な影響を及ぼす恐れがあります。だから、それを適正に厳しく規制しようとするのが法律の趣旨だったはずなのですが、出来上がった法律はその何やら得たいの知れない生命体の胚や個体をつくるのを、むしろ認めている内容になっているのです。そして、こんな悪法よりもさらに規制を緩めてヒトクローン胚の作成まで認めたのが、総合科学技術会議の最終報告書なのです。今後、よっぽど国民の監視の目を強め、そのためのシステムもきちんとつくらないと、とんでもないことになりかねません。

表３　主要国のヒト胚をめぐる状況

（○容認、△条件つき容認、×印禁止）

	受精胚	クローン胚	
日　本	△→△	×→△	受精胚は、国の指針で条件つき容認へ
			クローン胚は研究目的での作製・利用を条件つき容認へ
アメリカ	○	○	いずれも法律による規制なし
			いずれの作製・利用を伴う研究にも原則、政府の助成なし
イギリス	△	△	いずれも法律に基づき生殖医療、難病、胚の発生に関する研究など目的を限定した許可制
韓　国	△	△	受精胚作製は不妊治療を除き法律で禁止。研究は余剰胚のみ容認
			クローン胚作製・利用は、05年１月から法律に基づく許可制へ
フランス	△	×	受精卵を使ったES細胞研究は原則禁止。ただし04年から５年間に限り許可
			クローン胚作製は法律で明確に禁止
ドイツ	△	×	受精胚の作製・利用は生殖医療のみ法律で容認
			クローン胚は目的を問わず法律で作製禁止

生命倫理専門調査会の中間告書などから作成。2004年7月14日付「朝日新聞」朝刊

人クローン規制法が届出対象にしている「特定胚」研究

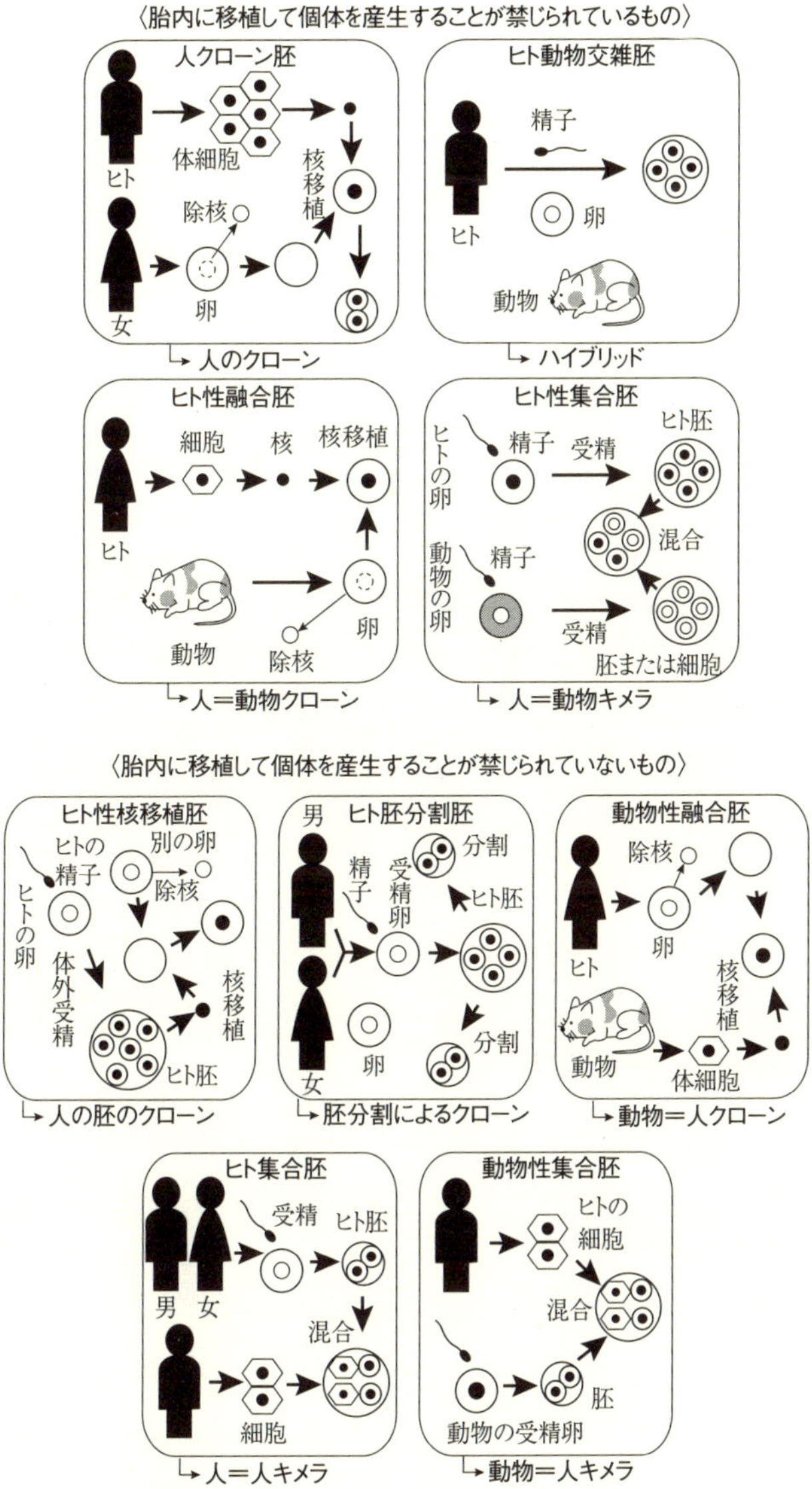

槢島次郎『先端医療のルール』（講談社現代新書）より作成

これまで見てきたように、今や胚の取り扱いは生殖補助医療の範囲に収まらず、再生医療がらみの利用がねらわれているのです。ところが、この二つの分野は別々のものと考えられ、両者を総合した視点から胚についての基本論議をしたり、規制策を考えることはせずに来ました。そのツケが回ってきているようです。桝島さんは、次のように提案しています。

「生殖医療と生殖医学研究の規制に、クローンなど発生操作研究の規制を加え一本化した法令を設けるのが、最も合理的で適切な対応策である。人クローンを規制する立法を行なった国は、日本以外はみなそうしている（表2、表3参照）。中途半端な人クローン法は廃止して、新たに『生殖技術・発生研究規制法』をつくり、その下で胚性幹細胞研究と特定胚研究の指針も一本化したものにつくり直して、生殖技術と再生医学の進展に対応できる体制を一刻も早く確立すべきである」（同書）

大いに同感です。

Q25 生殖補助医療や受精卵診断を医師に勧められたら、どうしたらいいですか?

子どもがほしい、それも健康な赤ちゃんがほしいという願いは切実です。産婦人科で検査や治療を勧められたらどうしたらいいでしょう。

子どもを産もうと思っているカップルにとっては、とても切実な問題ですね。生殖補助医療がいろいろな面で倫理的な問題とからんでくることはわかっていても、いざ現実に何かを選択する場面に直面させられたとき、頭で考えていたような理性的な判断ができるかどうかはわかりません。また、理性的で合理的な判断が結果として正しかったと言えるかどうかも疑問です。でも、他の一般医療と同様、こんな心がけをしておけば後悔しなくて済むということはありそうです。

まず、妊婦が悩むのが出生前診断ではないでしょうか。検査法が改善されて楽になるほど実は問題が大きくなっている現状について、Q13で触れておきました。とりわけ検査の大衆化、マススクリーニング化をねらって開発・普及してきた母体血清マーカーテストは、厚生科学審議会が「医師は本検査を勧めるべきではなく」

と厳しく戒《いまし》めたにもかかわらず、現実には相当広く実施されているようです。

ですから産院を訪れた妊婦も、この検査を受けるかどうかを迫られることが多いことでしょう。どんな検査や治療にも言えることですが、それを受ける前に「なぜ受けるのか」という目的をはっきりさせましょう。母体血清マーカーテストは禁止されているのではありません。ですから、必要と考えたら受ければいいのです。では、なぜ必要と思うのでしょうか。羊水検査のようにお腹に針を刺さずに済むからですか。それが理由だとしたら、安易です。検査結果に「異常」があれば、次には羊水検査が待っているからです。

問題は、このテストで何がわかるか、そしてそれがわかることが妊婦自身、あるいはカップルにとって必要かどうかということです。テストでわかるのは、ダウン症などの染色体異常や二分脊椎症などの神経管異常です。日本人の対照データはダウン症しかないので、結局はダウン症の子どもが生まれる確率が高いか否かを調べることになります。高齢出産などはその確率が高いことがわかっていますが、それでも「三〇〇分の一」(〇・三%)程度より高いと「陽性」と判断されます。

陽性となれば、次には羊水検査を勧められます。これは胎児の細胞を直接調べるのですから、確定診断が得られます。ただし、この検査自体には危険が伴い、検査による流産の発生率も〇・三％です。つまり、胎児がダウン症である確率と流産する確率が同じなのです。だから受けようと思うか、九九・七％はダウン症ではないのだからと考えてやめるか。そして羊水検査を受ければ、次なる選択が待っています。結果がダウン症であると確定したら、どうするかです。現実には、九割の人が人工妊娠中絶を選んでいます。

この事実をしっかり認識してから母体血清マーカーテストを受けるかどうかを、考えてほしいと思います。そもそも、ダウン症とはどんな病気なのか、ダウン症であっても多くの人が幸せな人生を送っているという事実も知ったうえで、検査を受けるかどうかを選ぶべきでしょう。ダウン症でもいい、どんな子でも育ててみせるという覚悟のある人には、母体血清マーカーテストは不要なはずです。でも、それが理想としても、すべての人にそうした姿勢を求めるのも難しいことでしょう。最終的には、妊婦あるいはカップルの判断にゆだねるしかありません。

こうした一種の覚悟なしに検査を受けると、医師の誘導を受ける恐れもあるし、悪い検査結果を聞かされれば、そのつど、自身がパニック状態に陥ることでしょう。少し採血するだけの楽な検査、安心を得るための検査だというから受けたのに、こんなはずではなかったと後悔しても始まりません。また、最近は「自己決定」とか

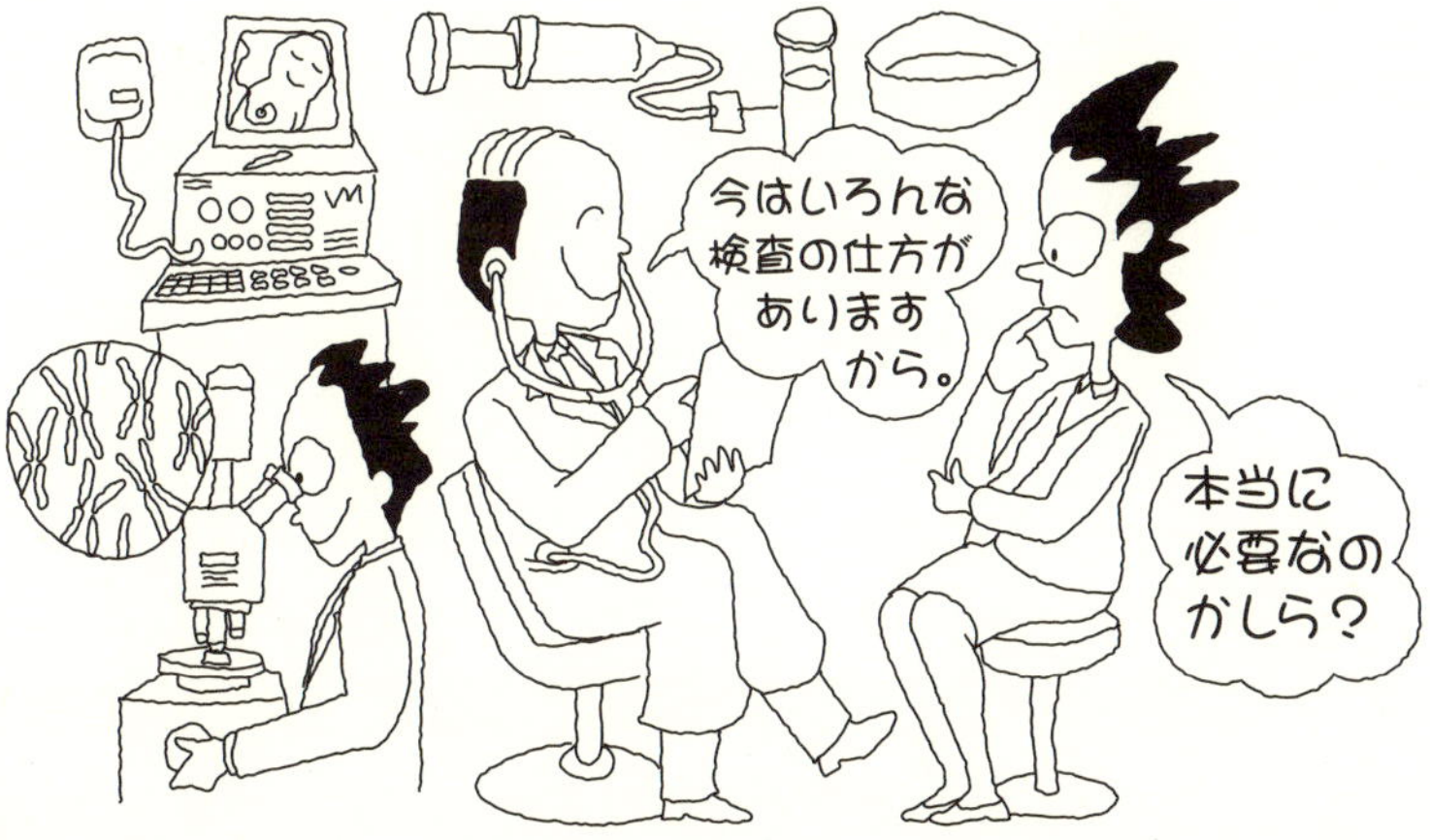

今はいろんな検査の仕方がありますから。
本当に必要なのかしら？

んたんに言いますが、それができるだけの覚悟と知識をはたしてもっているのでしょうか。Q13で登場してもらった百溪英一さん（日本ダウン症ネットワーク理事・分子生物学者）はこう語っています。

「命の大事さ、命の選択について教育されたことがない人が、同じくわかっていない医師から、難産《なんざん》や障害児の可能性を妊娠時に突然サジェッションされる。判断材料のほとんどないムリな状況で判断を迫られるのです。くわしい医師が『大丈夫、ダウン症であっても子どもさんはちゃんと育ちますよ』とポジティブな情報を提供し、熟考《じゅくこう》するよう勧めれば、よりよい判断も可能になりますが、命のカウンセリングができる人はほとんどいません」（小笠原信之「正念場を迎えた生殖補助医療」、『からだの科学』二三八号、日本評論社）

ここまでの話から、次のような具体的留意点が抽出できそうです。

・検査を受ける理由と必要性を自分でしっかりつかむ。

・血清マーカーテストが、テスト→羊水検査→人工妊娠中絶という「命の選別」の入り口にあり、「産まない」ためのテストであることを十分に理解し、カップルの間でしっかりと話し合う。そのうえで、どうしても必要だと納得した場合だけ、テストを受ける。

・安易に出生前診断、とくに母体血清マーカーテストを勧める医師は、要注意。
・血清マーカーテストを受ける場合には、テストの目的、費用、検査結果の見方、ダウン症の症状、ダウン症の人のポジティブな情報、羊水検査、人工妊娠中絶、カウンセリングなどについて自ら知識を得るとともに、医師からもきちんとした説明を受ける。ここで説明を渋る医師なら、目的はマーカーテストの実施自体、つまりは金儲けにあると見て、要注意。

ここに挙げたことは、他の出生前診断や不妊治療にも通じることだと思います。つまり、一般化してまとめれば、①その医療行為を受ける理由と必要性の把握、②カップル間での十分な話し合いと納得、③医師の姿勢の点検、④ネガティブ、ポジティブ両面の情報を含むインフォームド・コンセントの実施——となります。

ただし、現実にはインフォームド・コンセントやカウンセリングの体制が貧弱《ひんじゃく》なので、結局は「自己決定権」の名の元に、妊婦やカップルが単独で判断を強いられることが多いようです。その結果、「命の選別」をしたら「障害ゆえに命を抹殺した」と自ら苛《さいな》まれ、しなかったら「なんでしなかったのか」という周囲の圧力を感じるということにもなります。こうしたジレンマも抱えているわけです。

不妊治療の発達で、かつては子どもが望めなかった人たちでも夢をかなえることが相当程度できるようになりました。しかし、そうした実例が増えるにつれ、まるで病魔《びょうま》にとりつかれたように不妊治療にのめり込み、多大な出費と心身の負担を自らに強いている人たちも少なからずいるようです。また、男女の産み分け、障害児の回避など質的な選別も可能になってきました。周囲の圧力もあって強迫観念的《きょうはくかんねんてき》な思いでそうした選択に突っ走る人もいるようです。国民の数と質を国がコントロールしようとしてきたという厳然《げんぜん》たる歴史もあります。でも、こうした流れとは一線を画した考え方もできます。最後にそんな見方を二つ紹介しておきます。

「私もそうでしたが、不妊治療の渦中にいる時は、五年とか一〇年とか『子どものいない人生なんてありえない』と思い込んでいるんです。ある程度ヤマを越えてみると、そうではないことがわかってくる。不妊治療をしていた人たちはよく、『なんであれほど子どもがほしかったか、今考えるとわからない』と言います。長いレンジで考えてみてほしい。子どもがいなくても女性一人でも幸せになれることを伝えていきたい」（鈴木良子・フィンレージの会、〇一年五月二九日付「朝日新聞」朝刊、座談会「代理出産　是か非か　上」）

「（子どもを産んだり持ったりすることが個人の「趣味」としてしか成り立たない、と論じたくだりに続けて）しかしその趣味が、他者を自己の範囲の中、自己の観念の範囲の中に置きたいという趣味として現れる時、それは良い趣味なのかと問うことはできる。負担を回避し貢献《こうけん》を求めるという道を、少なくともその道だけを、選ぶのでないのなら、私達が、誰であろうと他者として現れることそのものに条件をつけない、選択しないという選択、選択のための情報を得ないという選択を承認することである。そしてそのようにして生まれてきた者すべての生活を支援していくことである」（立岩真也『私的所有論』勁草書房）

鈴木さんは「子どもがいなくても」という生き方も視野に入れることを勧めています。立岩さんの文章中の「他者」というのは、生まれてくる赤ちゃんのことです。子どもを自分のもののように扱うことを「良い趣味か」と問い直し、「選択しないという選択」も一つの方法であると説いています。「命の選択」の入り口にも立たないというのです。ただし、それには障害を負って生まれた人の面倒を、親だけに押しつけるのではなく、社会全体で支援してゆく体制も整える必要があると言っています。

現実には、そんな支援体制はないのかもしれません。「子どもがいない」という視点がもてないから、不妊治療に望みを託しているのかもしれません。でも、このお二人の提案する見方も頭のひきだしに入れておけば、気持ちはずっと楽になるはずです。そして、この二つの見方は生殖補助医療が発達する以前には、むしろ私たちの常識であったような気がします。

つまり、「子どもができなければしょうがない。あきらめて別の楽しみを見つけよう」と、ごくふつうに考えていたはずです。また、「どんな子が生まれるかは神のみぞ知る。どんな子が生まれても、それはその時に考えればいいさ」と思って来ませんでしたか。もしかしたら、これがこの問題を考える原点ではないでしょうか。そして、生殖補助医療の現実のゆがみを矯正《きょうせい》する鏡にもなってくれそうです。

〈著者略歴〉

小笠原信之（おがさわら　のぶゆき）

新聞記者を経てフリージャーナリスト。1947年、東京都生まれ。北海道大学法学部卒業。医療・生命、環境、原子力、労働、アイヌ差別などの問題に関心をもち、著述活動を続けている。
著書に『「がん」を生きる人々』（時事通信社）『看護婦ががんになって』（共著、日本評論社）『プロブレムQ&A ガン"告知"から復帰まで』（緑風出版）『アイヌ近現代史読本』（同）、『プロブレムQ&A　許されるのか？　安楽死』（同）、『塀のなかの民主主義』（潮出版社）など、訳書に『がんサバイバル』（緑風出版）『操られる死』（共訳、時事通信社）などがある。

プロブレムＱ＆Ａ

どう考《かんが》える？ 生殖医療《せいしょくいりょう》

［体外受精から代理出産・受精卵診断まで］

2005年3月28日　初版第1刷発行　　定価1700円十税

著　者　小笠原信之©
発行者　高須次郎
発行所　緑風出版
〒113-0033　東京都文京区本郷2-17-5　ツイン壱岐坂
〔電話〕03-3812-9420　〔FAX〕03-3812-7262　〔郵便振替〕00100-9-30776
［E-mail］info@ryokufu.com
［URL］http://www.ryokufu.com/

装　幀　堀内朝彦
組　版　R 企 画　　印　刷　モリモト印刷・巣鴨美術印刷
製　本　トキワ製本所　　用　紙　大宝紙業　　E2500

ISBN4-8461-0505-9　C0336

がんサバイバル
［生還者たちの復活戦］
S・ネッシム／J・エリス共著、小笠原信之訳
四六判上製
三〇二頁
2200円
がん治癒率はいまや五割を越えている。その体験者たちが抱えているストレスや、再発の恐怖、社会復帰の障害への立ち向かい方を、アメリカで大反響と共感を呼んだ自助・支援グループの創設者である著者が示す、初めての〝生還〟ガイド。

人クローン技術は許されるか
推進のための人クローン規制法
御輿久美子他著
四六判並製
二三六頁
2000円
いわゆる「人クローン規制法」は人へのクローン技術を促進する法との批判が高まっている。生命倫理、宗教、人権の視点から厳しい規制を課す欧米諸国の状況と比較して、日本の歯止めなき推進の実態を浮き彫りにし、内容と問題点を分析。

生命特許は許されるか
天笠啓祐／市民バイオテクノロジー情報室編著
四六判上製
二〇〇頁
1800円
いま、多国籍企業の間で特許争奪戦が繰り広げられ、いままでタブーとされてきた生命や遺伝子までもが特許の対象となりつつある。私たちの生命が特定の企業によって私物化されるという異常な状況は許されるのか？　具体的な事例をあげて解説。

私たちの仲間
結合双生児と多様な身体の未来
アリス・ドムラット・ドレガー著／針間克己訳
四六判上製
二七二頁
2400円
結合双生児、インターセックス、巨人症、小人症、口唇裂……多様な身体を持つ人々。本書は、身体的「正常化」の歴史的文化的背景をさぐり、独特の身体に対して、変えるべきは身体ではなく、人々の心ではないかと問いかける。

「障害者」と街で出会ったら［増補改訂版］
プロブレムQ&A
［通りすがりの介助術］
もりすぐる著
A5判変並製
二二四頁
1800円
最近はひとりで街にでかける「障害者」をよく見かける。「障害者」が生活しやすいバリアフリーな社会をつくるための知恵と、介助方法を紹介する。今回新しく、内部障害、難病の人との接し方などを増補し、全面増補改訂した最新版！

バリアフリー入門
プロブレムQ&A
［誰もが暮らしやすい街をつくる］
もりすぐる著
A5判変並製
一六八頁
1600円
街づくりや、交通機関、住まいづくりでよく耳にする「バリアフリー」。誰でも年を取れば日常生活に「バリア」を感じることが多くなる。何がバリアなのか、バリアをなくす＝バリアフリーにはどうすればいいのかを易しく解説。